# 口腔科临床诊疗技术研究

董贤亮 著

汕头大学出版社

图书在版编目（CIP）数据

口腔科临床诊疗技术研究 / 董贤亮著．-- 汕头：
汕头大学出版社，2022.9
ISBN 978-7-5658-4815-5

Ⅰ．①口… Ⅱ．①董… Ⅲ．①口腔疾病－诊疗 Ⅳ．
①R78

中国版本图书馆CIP数据核字（2022）第182502号

## 口腔科临床诊疗技术研究

KOUQIANGKE LINCHUANG ZHENLIAO JISHU YANJIU

作　　者：董贤亮
责任编辑：胡开祥
责任技编：黄东生
封面设计：中图时代
出版发行：汕头大学出版社
　　　　　广东省汕头市大学路243号汕头大学校园内　邮政编码：515063
电　　话：0754-82904613
印　　刷：廊坊市海涛印刷有限公司
开　　本：710mm×1000 mm　1/16
印　　张：8
字　　数：150千字
版　　次：2022年9月第1版
印　　次：2023年1月第1次印刷
定　　价：98.00元
ISBN 978-7-5658-4815-5

# 前　言

　　口腔医学是一门发展迅速的专业学科，随着新理论、新技术、新材料、新方法、新器械的不断涌现，使得口腔医学得以迅速发展。近年来，随着人民生活水平的提高和对口腔保健意识的增强，人们对口腔医师的专业需求也越来越高，因此，作为口腔临床医师而言，及时更新自己的专业知识并与其他临床医师交流经验，不仅可以巩固自己的医学理论知识，还可以提高自身的临床诊治水平。鉴于此，撰写了《口腔科临床诊疗技术研究》一书。

　　本书内容主要涵盖了龋病、牙体硬组织非龋性疾病、牙髓病和根尖周病、牙周病、口腔颌面部感染、口腔颌面部良性肿瘤及瘤样病变、口腔颌面部恶性肿瘤、口腔修复等内容。

　　由于作者水平所限，书中难免存在缺点和不足，恳请同行专家及广大读者予以批评指正，以便再版修改补充。

作　者

2022 年 3 月

# 目　录

第一章　口腔颌面部解剖及生理 ……………………………………………… 1

　　第一节　颌面部 …………………………………………………………… 2

　　第二节　口　腔 …………………………………………………………… 10

　　第三节　牙体牙周组织 …………………………………………………… 14

第二章　口腔颌面部检查 ……………………………………………………… 21

第三章　牙体牙周组织疾病 …………………………………………………… 27

　　第一节　龋　病 …………………………………………………………… 27

　　第二节　牙髓炎 …………………………………………………………… 30

　　第三节　根尖周炎 ………………………………………………………… 35

　　第四节　牙周组织疾病 …………………………………………………… 38

第四章　口腔常见黏膜病 ……………………………………………………… 44

　　第一节　复发性阿弗他溃疡 ……………………………………………… 44

　　第二节　单纯性疱疹 ……………………………………………………… 48

　　第三节　手足口病 ………………………………………………………… 53

　　第四节　口腔念珠菌病 …………………………………………………… 57

　　第五节　口腔白斑病 ……………………………………………………… 62

　　第六节　口腔扁平苔藓 …………………………………………………… 65

第五章　口腔颌面部感染 ……………………………………………………… 68

　　第一节　概　述 …………………………………………………………… 68

　　第二节　下颌第三磨牙冠周炎 …………………………………………… 70

第三节　口腔颌面部间隙感染 ……………………………… 73

第四节　颌骨骨髓炎 ………………………………………… 78

第五节　化脓性涎腺炎 ……………………………………… 80

第六节　面颈部淋巴结炎 …………………………………… 82

第六章　口腔局部麻醉与牙拔除术 ………………………… 85

第一节　口腔感觉神经分布 ………………………………… 85

第二节　口腔局部麻醉 ……………………………………… 87

第三节　牙拔除术 …………………………………………… 93

第四节　拔牙创的愈合 ……………………………………… 104

第七章　口腔颌面部损伤 …………………………………… 106

第一节　口腔颌面部损伤的特点 …………………………… 106

第二节　口腔颌面部损伤的急救 …………………………… 107

第三节　口腔颌面部软组织损伤 …………………………… 110

第四节　口腔颌面部硬组织损伤 …………………………… 112

第五节　颧骨与颧弓骨折 …………………………………… 117

参考文献 ……………………………………………………… 120

# 第一章 口腔颌面部解剖及生理

口腔颌面部即口腔与颌面部的统称，它的范围在临床上泛指解剖学中的面部及固有颈部，上起眶上缘、颧弓上缘至乳突的连线，下至胸骨颈静脉切迹、胸锁关节、锁骨上缘至第七颈椎棘突连线，口腔内的后界为口咽部。包含颌面部的骨、皮肤、肌肉、唾液腺、口腔、颞下颌关节、血管、淋巴组织和神经等。口腔颌面部为人体经常外露的部位，是外形美的重要代表区。因为它相邻颅脑、眼、耳、鼻、喉等重要器官和部位，发生炎症、肿瘤、外伤等疾病时会影响到视、嗅、呼吸、咀嚼、吞咽、言语及面部表情等功能。

临床上为应用方便，常以双眼瞳孔间连线和口裂水平线将颌面部分为面上、面中、面下3部分。额部发际与第一横线间的区域，称为面上部；第一和第二横线间的区域，称为面中部；第二横线与舌骨平行线间的区域，称为面下部。三部分并不相等。口腔颌面部的病变多发生于面中部及面下部。

根据颌面部解剖特点，可将其分为额部、眼眶部、颧部、眶下部、鼻部、口唇部、颊部、腮腺咬肌部、颏部、下颌下部、颏下部、颞部、耳部和乳突部。颌面部骨性结构由14块骨组成：左右对称性排列的有上颌骨、鼻骨、泪骨、颧骨、腭骨和下鼻甲；单一的有下颌骨及犁骨。上颌骨与泪骨、筛骨、鼻骨、犁骨、腭骨、颧骨、颧弓共同构成面部中1/3的支架，面下1/3主要由下颌骨支撑，借颞下颌关节与颅底相连接。

# 第一节　颌面部

## 一、颌面部骨

颌面诸骨中以上颌骨、下颌骨及颧骨与口腔临床关系密切。

### (一) 上颌骨

位于颜面中部，为面中部最大的骨骼。由左右两侧形态结构对称但不规则的两块骨构成，并于腭中缝处连接成一体。与邻骨连接参与构成眼眶底、口腔顶部、鼻腔侧壁、鼻底、翼腭窝及眶下裂。上颌骨形态不规则，大致分为上颌体和上颌骨四突。

1. 上颌体

分为前、上、后、内 4 面，上颌体内有上颌窦。

(1) 前面（脸面）：上界为眶下缘，内界鼻切迹，下方移行于牙槽突，在眶下缘中份下方约 5 mm 处开口向内下的骨孔称眶下孔，有眶下神经、血管通过。其体表投影在鼻尖至眼外眦连线的中点。眶下孔的下方，尖牙与前磨牙的上方骨面有一深窝为尖牙窝，此处骨质菲薄，常由此开窗进入上颌窦实施手术，上前牙根端感染也常向此处蔓延。

(2) 后面（颞下面）：与前面以颧牙槽嵴为界，此嵴在面部与口腔前庭均可扪及。后面骨质粗糙并稍凸起呈结节状，称上颌结节。其上方有 2～3 个小骨孔，上牙槽后神经、血管通过这些小孔进入颌骨内，为上牙槽后神经麻醉的部位。

(3) 上面（眶面）：构成眶下壁的大部，呈三角形，其中份有眶下沟由后向前移行为眶下管并开口于眶下孔。上牙槽前、中神经分别由眶下管的前与后部发出至上颌牙齿。眶面骨质很薄，眶部及上颌骨外伤常造成此处骨折，使眶内脂肪嵌入上颌窦内使眼球下陷造成复视。

（4）内面（鼻面）：构成鼻腔外侧壁，在中鼻道有上颌窦的开口通向鼻腔。施行上颌窦根治术或上颌骨囊肿摘除时，可通过该裂口在下鼻道开窗引流。

上颌体内的空腔为上颌窦，呈底向鼻面，尖向颧突的棱锥状，周壁骨质菲薄，内衬黏膜，上颌窦的下壁与上颌前磨牙和磨牙的根尖很近，有的仅隔以薄骨板或黏膜，上述牙齿的根尖感染很容易侵入上颌窦内引起牙源性上颌窦炎，拔除上述牙齿应注意避免将牙根推入上颌窦内造成口腔上颌窦瘘。

2. 上颌骨四突

上颌骨的 4 个骨突分别称额突、颧突、腭突、牙槽突。

（1）额突：为一尖细骨板，位于上颌骨内上方，向上突起至鼻与眶之间，分别与额骨、鼻骨和泪骨相连，其外侧面参与构成眶内缘及鼻背。

（2）颧突：为一锥形突起，向外与颧骨相接，向下延至第一磨牙槽突称颧牙槽嵴，是上牙槽后神经麻醉的标志。

（3）腭突：是上颌骨体与牙槽突向内延伸形成的水平骨板，在中线与对侧腭突连接形成腭中缝，并和其后方的腭骨水平板一同连接形成硬腭来分割口腔及鼻腔。

（4）牙槽突：系上颌骨体向下延伸并包绕上颌牙根的突起部分，两侧牙槽突在中线连接形成马蹄形。此部分骨质疏松，故上颌牙齿拔出时均可采用浸润麻醉。

上颌骨为中空的拱形结构，各突起可以向各方向分散外力，故具有相当支持力，轻微的外力不会造成损害。但是上颌骨与邻骨的连接复杂，各骨缝相衔接处又构成结构上的薄弱环节，一旦遭受较大暴力，常易造成上颌骨与邻骨的联合骨折，甚至累及颅脑。

上颌骨由上颌神经分布，血液供应来自颌内动脉，血供丰富，加之骨质疏松，周围亦无强大肌肉附着，骨折较易愈合，炎症感染容易引流，较少发生骨髓炎，但外伤及手术时出血较多。

## （二）下颌骨

是颌面部唯一可以活动的骨，构成面下 1/3 的骨性支架。两侧对称，在中线处两侧联合呈马蹄形。分为水平部和垂直部，水平部称下颌体，垂直部称下颌支，下颌体下缘与下颌支后缘连接的转角处称下颌角。

### 1. 下颌体

上部为牙槽突，内外骨板均由较厚的骨密质构成。下缘圆钝坚实，为下颌骨骨质最致密处，常作为手术切口标志。外侧面前磨牙下方有开口向外上后方的颏孔，为下颌管的开口，有颏神经、血管通过。并有斜向后上方的骨嵴称外斜线，其下方有颈阔肌附着。下颌体内面有与外斜线相对应的骨嵴为内斜线，有下颌舌骨肌附着，内斜线上下骨壁有两个凹，分别为舌下腺和颌下腺所在。

### 2. 下颌支

为几乎垂直的长方形骨板，上方有两个突起，前上方为喙突，有颞肌与咬肌附着，后方为髁状突，与颞骨下方的关节窝间以关节盘相邻，共同构成颞下颌关节。髁状突和喙突之间为乙状切迹。髁状突是下颌骨的主要生长中心之一，在下颌骨发育完成前遭受损伤或破坏会影响下颌骨的发育，可导致颌面畸形。下颌支内面中央偏后上处有下颌孔，为下牙槽神经、血管通入下颌管的入口，是下牙槽神经麻醉时的注射点。外面下方骨面粗糙称为咬肌粗隆，为咬肌附着处。

### 3. 下颌骨的解剖特点及临床意义

血液供应主要来自颌内动脉的分支下牙槽动脉，血供相对比上颌少，因而骨折愈合较上颌骨缓慢，骨髓炎发生率也较上颌骨多且严重；存在着多个解剖薄弱部位，如：下颌骨正中联合、颏孔区、下颌角及髁状突颈部，外伤时这些部位易发生骨折；下颌骨有强大的肌群附着，骨折后骨折段受肌肉收缩时的牵拉，容易发生移位。

### （三）颧骨

左右各一，近似菱形，位于颜面的外上部。为上颌骨与颅骨间的重要支架，对构成面型起重要作用。

颧骨由体部和3个突起构成。体部坚硬，分为颊面、颞面和眶面。3个突起是：额突向上邻接额骨；上颌突向内下邻接上颌骨；颞突向后邻接颞骨颧突构成颧弓。各连接处分别称为颧额缝、颧上颌缝及颧颞缝，为骨折好发部位。

颧骨及颧弓均位于面部突起部位，易受损伤发生骨折。颧弓骨折常发生在中部造成塌陷及张口困难。颧骨因与上颌骨关联密切，遭受较大暴力时，其骨折常常合并上颌骨骨折，临床称为颧上颌骨复合体骨折。

## 二、颌面部肌肉

因功能的不同，颌面部肌肉分为咀嚼肌群与表情肌群两类。

### （一）咀嚼肌

狭义的咀嚼肌指咬肌、颞肌、翼内肌和翼外肌，广义的咀嚼肌还包括舌骨上肌群。主要附着在下颌骨的浅面与深面，左右成对，可分为闭口肌与开口肌，此外还有参与下颌侧方运动的翼外肌。以颞下颌关节为轴心，肌肉的协调收缩与松弛完成下颌的下降、上提、前伸、后退与侧向运动。

1. 咬肌

又称嚼肌，起自颧骨和颧弓下缘，向后下方走行止于下颌角及下颌升支外侧面。粗大有力，主要作用是提下颌骨向上。有偏咀嚼习惯的患者，临床上可引起一侧咀嚼肌肥大，导致面形不对称。

2. 颞肌

呈扇形，起自颞窝与颞深筋膜深面，向下聚拢通过颧弓深面止于喙突及下颌支的前缘至第三磨牙处。力量强大，主要作用是提下颌骨向上并微向后方。

3. 翼内肌

有深、浅两头，深头起自翼突外板的内面，浅头起自腭骨锥突和上颌结节，肌束向下走行方向与咬肌走行方向相似，止于下颌支与下颌角内侧面。收缩时提下颌骨向上，并参与下颌侧向运动。

4. 翼外肌

位于颞下窝，呈水平向。有上下两头，上头起自蝶骨大翼的颞下面与颞下嵴；下头较大，起自翼外板的外面，分别止于颞下颌关节囊前方、关节盘及髁状突颈部。主要作用是牵引下颌前伸与侧向运动。

5. 二腹肌

位于下颌骨下方，有前后两腹及中间腱，故命此名。前腹起自下颌骨内面的二腹肌窝，后腹起自颞骨乳突切迹，前、后腹均在舌骨处形成中心腱，借筋膜附于舌骨。功能是降下颌或拉舌骨向前上。

强大的咀嚼肌附着于下颌骨周围，由三叉神经、舌下神经及面神经各分支支配，相互协调，完成咀嚼、言语、吞咽等复杂的功能活动。下颌骨骨折时，肌群间平衡关系破坏，骨断端常因咀嚼肌不同方向的牵引使骨折片移位，造成牙列变形，咬合错乱和咀嚼肌功能障碍。咀嚼肌与颌骨等组织间有潜在的筋膜间隙，内有疏松结缔组织，牙源性感染容易在间隙内扩散，形成脓肿称为间隙感染。

（二）表情肌群

颌面部表情肌分为口、鼻、眶、耳、颅顶 5 群。位置表浅，分别起自骨壁或筋膜，止于皮肤，收缩力较弱，协同运动可牵引额部、眼睑、口唇和面颊各部活动，表达喜、怒、哀、乐各种表情，同时也部分参与咀嚼、吸吮、吞咽、呕吐和言语运动。表情肌受面神经支配，面神经受损害时，可引起表情肌瘫痪，造成面部畸形。面部损伤或手术时，由于表情肌的收缩牵拉创口皮肤，使创面裂开宽大，造成组织缺失的假象，处置时应逐层缝合以免形成内陷。

## 三、颌面部血管

### （一）动脉

颌面部血液供应主要来自颈外动脉，其发起于颈总动脉，共有 8 个分支，依次为咽升动脉、甲状腺上动脉、舌动脉、颌外动脉（面动脉）、颌内动脉、枕动脉、耳后动脉和颞浅动脉。这些分支间和两侧动脉间相互吻合，构成密集的动脉网，使颌面部的血液供应非常丰富。这一解剖特点具有双重临床意义，一方面损伤和手术时易出血，另一方面口腔颌面部组织具有很强的抗感染与再生愈合能力。

1. 舌动脉

平舌骨大角水平由颈外动脉分出，向内上方走行，分布于舌、口底和牙龈。其终末支在舌体内形成动脉网使供血丰富。临床上把舌动脉作为颈外动脉结扎的标志。

2. 颌外动脉（又称面动脉）：

在舌动脉稍上方自颈外动脉分出，行向前内上方，穿颌下腺鞘到达腺体上缘后，于下颌骨下缘急转向外，由咬肌前缘向内前方走行，至眼内眦部更名为内眦动脉。供应颏部、唇部、颊部、鼻外侧等部位血液，相当于咬肌前缘处可扪到搏动，其特点为面部行程弯曲以适应面颊部的皮肤活动。现临床上经常把颌外动脉作为各种血管化游离皮瓣的受区吻合动脉。

3. 颌内动脉

位于面侧深区，为颈外动脉的终末支之一。于下颌骨髁状突颈部的后内方起自颈外动脉，向前内方走行至翼腭窝，分布于上、下颌骨和咀嚼肌。其主要分支有脑膜中动脉、下牙槽动脉、上牙槽后动脉、眶下动脉及腭降动脉。颌内动脉为供应口腔颌面部的主要动脉，分支多，位置深，血供丰富。在临床手术及修复操作时，均需考虑颌内动脉各分支的相互关系及正确处置。

4. 颞浅动脉

系颈外动脉的另一终支，在腮腺深面由颈外动脉发出，经外耳道软骨前上方向上走行，供应额部及颅顶部软组织。颞浅动脉表浅并且解剖位置恒定，并有静脉伴行，故临床常用来测脉、止血、皮瓣受区吻合及逆行插管介入治疗等。

（二）静脉

颌面部静脉较复杂且多变异。分支细小且互相吻合成网状，多数静脉与同名动脉伴行，一般分为深、浅两个静脉网。浅静脉网由面前静脉、面后静脉组成，两者在下颌角附近汇成面总静脉，横过颈外动脉浅面然后汇入颈内静脉。

深静脉网主要为翼静脉丛，位于颞下凹内，分布于翼外肌的浅面和翼内外肌与颞肌之间，相当于上颌结节后上方，通过颌内静脉注入面后静脉。静脉血最终通过颈内静脉和颈外静脉向心脏回流。

面部静脉多与颅内海绵窦有直接或间接交通，静脉瓣发育不完善，当面部肌肉收缩或挤压时易使血液反流。因此，颌面部感染，特别是由鼻根至两侧口角三角区的感染，若处理不当，细菌或感染因子可循静脉途径向颅内扩散，引起海绵窦栓塞性静脉炎等严重的颅内并发症。

## 四、淋巴组织

口腔颌面部淋巴分布极其丰富，淋巴管构成网络来收入淋巴液，汇入淋巴结，为此部重要的防御系统。颌面部常见而较重要的淋巴结有腮腺淋巴结、颌上淋巴结、颌下淋巴结、颏下淋巴结和位于颈部的颈浅淋巴结及颈深淋巴结。在正常情况下，淋巴结与其周围的软组织硬度相当，一般不易触及，当其收纳的范围有炎症或有肿瘤转移时，淋巴结则肿大或有疼痛，对于临床诊断与指导治疗具有重要意义。颌面部恶性肿瘤也常根据肿瘤的淋巴回流范围做相应的淋巴结清扫术。

## 五、涎腺（又名唾液腺）

人体有 3 对大唾液腺和许多散在的小唾液腺。3 对大唾液腺分别为腮腺、颌下腺和舌下腺。小唾液腺依其所在部位分别称为唇腺、颊腺、腭腺和舌腺等。根据腺泡和分泌物的性质可将唾液腺分为浆液性腺、黏液性腺和混合性腺。腮腺为浆液性腺，颌下腺和舌下腺为混合性腺，小唾液腺多数为黏液性腺。腺泡分泌物汇流入口腔形成唾液，具有湿润口腔、软化食物、初步消化、调节体液平衡与抑制细菌等作用。

### （一）腮腺

是体积最大的唾液腺，位于颜面两侧部，外耳道前下方，下颌支后方与胸锁乳突肌间的腮腺间隙内，呈不规则楔形，上极邻外耳道与颞下颌关节后面，下极到下颌角下缘。腮腺包被在颈深筋膜浅层形成的腮腺鞘内，其外侧面鞘膜致密，为腮腺咬肌筋膜的一部分，内侧面的筋膜较薄弱，甚至缺如，因而腮腺深叶的脓肿易向外耳道与咽旁间隙蔓延。

腮腺表面无重要结构，中间有面神经横穿，深面与茎突诸肌及深部血管神经相邻，包括颈内动、静脉，舌咽、迷走、副及舌下神经。它们共同形成"腮腺床"，紧贴腮腺的深面，并借茎突与位于其浅面的颈外动脉分开。临床上常以面神经干及其分支为界，将腮腺分为浅、深两叶，这一解剖特点对于腮腺手术极为重要，临床常见的腮腺手术即为面神经解剖术。

腮腺导管自腺体前缘近上端处露出，在颧弓下约 1.5cm 处与颧弓平行向前走行，一般有面神经颊支伴行，横过咬肌外侧面在其前缘处呈直角转向内侧，开口在与上颌第二磨牙相对的颊黏膜，开口处稍狭窄。

（二）颌下腺

为分泌量最多的唾液腺，位于两侧颌下三角内，在下颌骨体的内面，舌骨舌肌和茎突舌肌之间。其延长部绕下颌舌骨肌后缘进入口底，伸至舌下腺的后端。其导管自颌下腺的深部发出，长约 5 cm，行走于下颌舌骨肌与舌骨舌肌之间，开口于舌系带两侧的舌下肉阜。因行程长而弯曲，唾液在导管内运行缓慢，加之导管开口较大，常有异物进入，易形成结石而造成导管堵塞。

（三）舌下腺

为大唾液腺中最小的一对。位于舌下区，口底黏膜舌下皱襞的深面，下颌舌骨肌上面。有很多短而细小的导管排列在腺体上缘，直接开口于舌下皱襞的表面。分泌物黏稠，若导管口受损，常使腺液潴留形成囊肿。

# 第二节　口　腔

口腔以牙列为分界线，将口腔分为牙列内的固有口腔和牙列外围的口腔前庭两部分。口腔为消化道的起始部，具有重要的生理功能，它参与摄食、吸吮、咀嚼、味觉、消化、吞咽、语言与辅助呼吸等。

## 一、口腔前庭

口腔前庭为唇、颊与牙列、牙槽突及牙龈间的潜在腔隙。在口腔前庭各壁上，有很多具有临床意义的解剖标志。

### （一）口腔前庭沟

为唇、颊黏膜移行于牙槽黏膜而形成的沟槽，构成口腔前庭的上下界，前部称龈唇沟，后部称龈颊沟。黏膜下组织松软，是局部麻醉常用的穿刺部位及手术切口部位。

### （二）上、下唇系带

为前庭沟中线上呈扇形或线形的黏膜小皱襞。上唇系带较下唇系带明显。个别新生儿出生后唇系带不退缩，造成与牙龈之间附着过低，引起中切牙之间缝隙过宽，临床上称之为唇系带过短。制作义齿时，基托边缘应注意避让。

### （三）腮腺导管口

在平对上颌第二磨牙牙冠的颊黏膜上有一乳头状突起，腮腺导管开口于此。可在此检查腺体分泌情况或行腮腺导管造影注射。

### （四）颊垫尖

大张口时，上、下颌之间颊黏膜上有一三角形隆起，称颊垫尖，其深方为疏松结缔组织包裹的脂肪组织，是下牙槽神经麻醉的重要标志。

### （五）翼下颌皱襞

为伸延于上颌结节后内方向下的黏膜皱襞，其深面为翼下颌韧带。为下牙槽神经麻醉与翼下颌间隙感染切口的重要标志。

## 二、唇

上界为鼻底，下界为颏唇沟，两侧以唇面沟为界，口裂将其分为上、下唇两部分。上、下唇游离缘系皮肤黏膜移行区，称为唇红，上唇正中唇红呈珠状向前，下方突出为唇珠，唇红与皮肤交界处为唇红缘。上唇正中鼻小柱下方有一纵行浅沟称人中，这些解剖部位在唇部手术及美容整形中均为重要标志。唇部皮肤富有毛囊、皮脂腺与汗腺，为颜面疖痈的好发部位。口轮匝肌在唇部呈环状分布以开闭口裂，损伤或手术时应注意缝合肌层，以免愈合后形成较宽的瘢痕。供应唇部血液的上、下唇动脉来自颌外动脉，在唇红缘处形成冠状动脉环，非常表浅，在外伤或手术时常用手指夹住实施止血。唇部黏膜下有很多小黏液腺，开口于黏膜，腺管受损伤阻塞时，易形成黏液腺囊肿。

## 三、颊

上界为颧骨下缘，下界为下颌骨下缘，前以唇面沟、后以咬肌前缘为界。由皮肤、皮下组织、表情肌、颊脂体、颊肌和黏膜等构成。血供丰富，其内有面神经分支经过并支配其运动，组织松弛、具有弹性。

## 四、腭

为固有口腔的顶盖。分隔口腔与鼻腔，参与发音、语言及吞咽等运动。由前部 2/3 硬腭与后 1/3 肌性软腭所组成。

### （一）硬腭

呈穹隆状，由上颌骨的腭突与腭骨水平板构成支架，表面覆以软组织。口腔面覆以致密的不易移动的黏骨膜，能够耐受摩擦与咀嚼压力。硬腭中线处纵形黏膜隆起称腭中缝，此处无黏膜下层。腭前部中缝两侧有横向黏膜皱襞，两中切牙的腭侧有一黏膜隆起称切牙乳头，深面为切牙孔，是鼻腭神经血管的出口，为腭前部局部麻醉的重要标志。在硬腭后缘前方约0.5 cm，腭中缝与上颌第三磨牙腭侧龈缘连线的中外1/3处黏膜上有一浅凹陷，其深面为腭大孔，腭前神经与腭大血管经此孔走行，分布于后牙腭侧牙龈与黏骨膜。

（二）软腭

附着于硬腭后缘向后下延伸，软腭后缘游离，中央呈小舌状为腭垂，两侧有两个皱襞向下移行为舌腭弓与咽腭弓，其间为扁桃体窝，容纳腭扁桃体。软腭为一能动的肌肉膜样隔，厚约1.0 cm，内有腭帆张肌、腭帆提肌、舌腭肌、咽腭肌、腭垂肌等5对细小肌肉，与咽部肌肉协调运动，完成腭咽闭合，对呼吸、吞咽、语言等功能起重要作用，软腭的口腔面黏膜下有很多小黏液腺。

## 五、舌

为口腔重要的活动器官，占据整个固有口腔，由舌内和舌外两组肌肉协调完成各种复杂运动，在言语、咀嚼、味觉和吞咽功能活动中发挥重要作用。

舌上面拱起称舌背，按其形态结构和功能的不同，分为舌前部2/3的舌体和舌后部1/3的舌根两部分。其间有"Λ"形的界沟分界，界沟尖端有舌盲孔。舌体部黏膜遍布舌乳头，共有以下4种：①绒状的细小乳头数目最多，为丝状乳头，司一般感觉。②分散在丝状乳头间稍大的红色乳头为菌状乳头，司味觉。③在界沟前方人字形排列、体积最大的乳头称轮廓乳头，司味觉。④在舌侧缘后部皱襞状突起为叶状乳头，司味觉。舌根部黏膜无乳头，有很多淋巴组织构成的大小不等的突起，称舌扁桃体。

舌下面称舌腹，黏膜薄而光滑，返折与舌下口底黏膜相延续，正中的黏膜皱襞称舌系带，有的儿童舌系带附着靠近舌尖且粗短，限制舌体运动，使舌不能伸出口外并向上卷起，称为舌系带过短，对影响正常发音者需要手术加以矫正。舌部的血液供应来自舌动脉。舌的神经支配复杂，前 2/3 的感觉为舌神经，后 1/3 的感觉为舌咽神经及迷走神经，味觉为参与舌神经的面神经鼓索，运动为舌下神经。舌的淋巴丰富而且引流广泛，多引流至颏下、颌下或颈深上淋巴结群，加上舌的血供充足，运动频繁，所以舌部一旦出现癌肿容易早期发生转移。

## 六、口底

位于舌体之下，下颌舌骨肌和舌骨舌肌之上，周围被下颌骨体部所包绕，后部与舌根相连，由疏松结缔组织构成。舌系带两侧各有一黏膜突起称舌下肉阜，是颌下腺与舌下腺的开口处。舌下肉阜向后的延伸部分称颌舌沟，沟前部的黏膜隆起称舌下皱襞，其深面有舌下腺、颌下腺导管和舌神经、舌动脉走行，位置非常表浅，在这个部位进行各种外科操作时应注意保护这些重要的解剖结构，避免损伤。

# 第三节　牙体牙周组织

## 一、牙齿的发育与萌出

牙齿的发育是一个长期、复杂的过程。人一生中有两副牙齿，根据萌出时间和形态分为乳牙和恒牙。乳牙一般从胚胎第二个月开始发生，到 3 岁多牙根完全形成。恒牙在胚胎第 4～5 个月开始发生，到 20 岁左右才完全形成。每个牙齿的发育过程都包括生长期、矿化期和萌出期，这种复杂的发育过程是机体其他器官所没有的。

牙齿萌出有以下特点。

（1）牙齿萌出有一定次序，萌出先后与牙胚发育的先后一致。

（2）牙齿萌出有比较恒定的时间性，但范围较宽。

（3）左右同名牙多同期出龈。

（4）下颌牙萌出略早于上颌的同名牙。

（5）牙齿数量比较恒定，乳牙共 20 颗，恒牙 28～32 颗。

## 二、牙的组成

### （一）外部观察

从外观上看，牙体由牙冠、牙根及牙颈 3 部分组成。

1. 牙冠

是牙体外层被牙釉质所覆盖的部分。正常情况下，牙冠的大部分显露于口腔内，邻近牙颈部的一小部分被牙龈所覆盖。将显露于口腔的牙龈以外的牙体部分称为临床牙冠，其牙冠与根以牙龈为界；而解剖牙冠是以牙颈部为界的牙冠。

2. 牙根

在牙体外层由牙骨质覆盖的部分称牙根。正常情况下牙根完全被包埋于牙槽骨的牙槽窝内，其周围由牙周韧带所悬吊，是牙齿的支持部分。牙根的数目和形态也随功能而有所不同。前牙用于切割食物，功能简单，多为单根；后牙用于捣碎研磨食物，功能复杂，多为 2～3 根。牙根从颈部至根分叉的一段称为根柱，其尖端称为根尖。每个根尖有小孔，称为根尖孔，是牙髓出入牙体的通道。

3. 牙颈

牙冠与牙根交界处呈一弧形曲线，称为牙颈，又称颈缘或颈线。

### （二）剖面观察

从牙体的纵剖面可见牙体由 3 种硬组织（牙釉质、牙骨质、牙本质）和一种软组织（牙髓）组成。

**1. 牙釉质**

位于牙冠表层、半透明的白色硬组织，是牙体组织中高度钙化的最坚硬组织。

**2. 牙骨质**

构成牙根表层、色泽淡黄的硬组织。

**3. 牙本质**

是构成牙主体的硬组织，色淡黄，位于牙釉质与牙骨质的内层，其所围成的空腔称为牙髓腔。在根尖处形成一小孔称为根尖孔，是牙髓腔通向牙周组织的唯一通道。

**4. 牙髓**

是牙髓腔内的疏松结缔组织，内含血管、神经和淋巴管。

### 三、牙的分类及牙位记录法

**（一）牙的分类**

按牙的萌出和存留时间分为乳牙和恒牙。

**1. 乳牙**

婴儿出生后 6 个月左右牙开始萌出，至 2 岁半左右陆续萌出 20 颗牙。这 20 颗牙称为乳牙。最早萌出的乳牙是下颌乳中切牙，依次为乳侧切牙、第一乳磨牙、乳尖牙和第二乳磨牙。自 6～7 岁乳牙开始陆续脱落，为新生的恒牙所替换，至 12～13 岁，所有的乳牙被恒牙替换完毕。乳牙是儿童的咀嚼器官，对消化和营养物质的吸收，刺激颌骨正常发育及引导恒牙的正常萌出都极为重要。乳牙分为乳切牙、乳尖牙和乳磨牙 3 类。

## 2. 恒牙

是继乳牙后的第二副牙列，脱落后再无牙齿萌出而替代之。最早萌出的恒牙是下颌第一恒磨牙，约 6 岁在第二乳磨牙的远中萌出，不替换任何乳牙。依次萌出顺序为中切牙、侧切牙、第一前磨牙、尖牙、第二前磨牙、第二磨牙和第三磨牙，第三磨牙一般在 18 岁左右开始萌出，俗称智齿。近代人由于食物精细而质软，颌骨的生长有退化趋势，而牙景不变，因此，第三磨牙常埋伏、阻生甚或先天缺如。

6～7 岁以后，直到 12～13 岁，乳牙渐为恒牙所替换，此时期称为替牙期，或为混合牙列期。12～13 岁以后为恒牙期，所以常规牙齿正畸一般在 13 岁以后实施。

## (二) 牙位记录法

目前临床上常用的方法是部位记录法。

以 "+" 符号将上、下牙弓分为 4 区。符号的水平线用于区分上、下；垂直线用于区分左、右。⌐代表患者的右上区，称为 A 区；⌐代表患者的左上区，称为 B 区；⌐代表患者的右下区，称为 C 区；⌐代表患者的左下区，称为 D 区。用阿拉伯数字 1～8 分别依次代表中切牙至第三磨牙；用罗马数字 Ⅰ～Ⅴ分别依次代表乳中切牙至第二乳磨牙。

(1) 乳牙的临床牙位：用罗马数字书写表示如下。

$$
\begin{array}{c}
上 \\
右\ \dfrac{Ⅴ\ Ⅳ\ Ⅲ\ Ⅱ\ Ⅰ\ |\ Ⅰ\ Ⅱ\ Ⅲ\ Ⅳ\ Ⅴ}{Ⅴ\ Ⅳ\ Ⅲ\ Ⅱ\ Ⅰ\ |\ Ⅰ\ Ⅱ\ Ⅲ\ Ⅳ\ Ⅴ}\ 左 \\
下\quad \substack{乳\\中\\切\\牙}\ \substack{乳\\侧\\切\\牙}\ \substack{乳\\尖\\牙}\ \substack{第\\一\\乳\\磨\\牙}\ \substack{第\\二\\乳\\磨\\牙}
\end{array}
$$

例如：右下颌第二乳磨牙写为Ⅴ̄。

（2）恒牙的临床牙位：用阿拉伯数字书写如下。

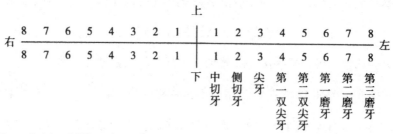

例如：左侧上颌第一磨牙书写为⌊6。

## 四、牙髓腔解剖

牙髓腔是位于牙体中部，外围由牙本质包被而形成的与牙体外形相似而明显缩小的腔，髓腔内充满牙髓。牙髓由根尖部的根尖孔、侧孔等与牙周组织相交通。

髓腔各部名称如下。

### （一）髓室

为髓腔位于牙冠及牙根颈部的部分，其形状与牙冠的外形相似。前牙髓室与根管无明显界限；后牙髓室呈立方形，分顶、底及四壁，是髓腔中较宽阔的部分，下方有根管口通向牙根管。

### （二）根管系统

根管系统是髓腔除髓室以外的部分，包括根管、管间吻合、根管侧支、根尖分歧、根尖分叉及副根管，它们共同组成根管系统。根管位于牙根内。每个牙仅有 1 个髓室，而每个牙根内却不一定只有 1 个根管。根管与牙周组织沟通的孔，称为根尖孔，牙髓的血管神经由这里与牙周组织交通。当牙髓因炎症水肿或化脓时，如牙体密闭则疼痛剧烈不易缓解，最终通过根尖孔导致牙周及根尖周组织炎症。

## 五、牙周组织

牙周组织包括牙龈、牙槽骨、牙周膜和牙骨质。上述组织共同完成支持牙的功能，所以牙周组织又可称为牙支持组织。

### （一）牙龈

牙龈为包围和覆盖在牙颈部和牙槽突边缘的口腔黏膜，质地坚韧，呈浅粉红色。按其与牙齿和牙槽骨的关系，可分为游离龈、附着龈和牙间乳头3部分。

1. 游离龈

游离龈是指牙龈边缘不与牙面附着的部分。其色泽较附着龈稍红，游离可动。与牙面之间有一狭小的空隙，称为龈沟，平均深度1.8 mm。龈沟底部为结合上皮冠方，内壁为牙面，外壁衬以龈沟上皮。龈沟底的位置因年龄而异，青年时位于釉质面上，成年退至釉质牙骨质界，老年时可达牙骨质。

2. 附着龈

附着龈位于游离龈的根方，紧密附着在牙槽嵴表面。附着龈呈粉红色，质地坚韧，表面有许多点状凹陷，称为点彩。炎症水肿时，点彩可消失。

3. 牙间乳头

牙龈充填于相邻两牙的牙间隙部分称牙间乳头，亦称龈乳头。后牙颊（腭）侧，牙邻面接触点下牙龈低平凹下像山谷，称龈谷。龈谷区的牙龈脆弱，不易清洁，易形成菌斑和牙石，受炎症刺激，牙龈炎的发生率高于其他部位。

### （二）牙槽骨

牙槽骨是上、下颌骨包围和支持牙根的部分，亦称牙槽突。与颌骨体之间并没有明确的界限。牙槽骨是一种高度可塑性组织，亦是人体骨骼中最为活跃的部分。它不但随着牙齿的生长发育、脱落替换和咀嚼压力而变动，而且也随着牙齿的移动而发生着不断的改建。牙槽骨受压力时吸收、受牵引力时增生，因此临床上利用此特性对牙齿行正畸治疗，将牙齿排列整齐。

（三）牙周膜

牙周膜是致密的结缔组织，环绕牙根，位于牙根与牙槽骨之间并与牙龈结缔组织相连接，在根中 1/3 处最薄。牙周膜中大量的胶原纤维一端埋入牙骨质，另一端埋入牙槽骨中，将牙固定在牙槽窝内，具有悬韧带的作用，能抵抗和调节牙所承受的咀嚼压力，亦称牙周韧带。

（四）牙骨质

牙骨质覆盖于牙根表面，硬度和骨质相似。虽然牙骨质是牙体组织的一部分，但它参与了使牙稳固于牙槽窝内、承受和传递洽力的生理功能，还参与牙周病变的发生和修复，它的新生也来源于牙周膜细胞，故也可将其视为牙周组织的组成部分。

# 第二章  口腔颌面部检查

口腔及颌面部检查是诊断和治疗口腔颌面部疾病的基础。在详细询问病史后，进行认真细致的临床检查和必要的辅助检查，经过综合判断和分析，方可做出正确诊断，才能达到合理、有效的治疗。另外，口腔及颌面部是整个机体的组成部分，某些疾病可以影响全身，而某些全身系统性疾病也可以在口腔及颌面部出现表征。因此，检查时应具有整体观念，把口腔检查作为全身检查的一部分，重点检查牙齿、牙周、口腔黏膜、颌骨及颌面部组织器官，必要时还应进行全身检查。

## 一、检查前准备和常用检查器械

### （一）口腔检查前准备

患者靠坐在治疗椅上，将椅位调节至既让患者舒适，又便于检查者的位置。检查者取坐位于患者头部右侧或右后侧。检查上颌时，患者头部略后仰，上牙殆平面与地面约呈45°角，高度比检查者肘部略高；检查下颌时，下牙殆平面与地面平行，高度约与检查者肘部平齐。检查者通常位于患者右侧。要求光照充足，常使用治疗台上的冷光源。

### （二）常用检查器械

现临床口腔检查一般使用一次性无菌口腔包，其中包括口镜、镊子和探针。

1. 口镜

用于牵拉唇、颊或推压舌体，利用镜面反光可以观察直视不到的部位并增强照明。金属镜柄可用于叩诊。

2. 牙科镊子

为口腔专用镊，用于夹持敷料、药物，擦拭患处或涂药，夹持牙齿检查其松动度。

3. 牙科探针

头尖细，一端呈弧形，另一端呈弯角形。

用于探查牙体的缺损、裂隙、龋洞深浅及敏感部位，探查龈下结石及瘘管方向。另有带刻度的钝头探针专门用于探测牙周袋深度。

## 二、检查方法

### （一）牙体与牙周检查

1. 问诊

询问患者就诊主要原因，疾病的发生、发展、治疗经过及效果、既往史、家族史等。如为牙痛，应问清疼痛部位、时间、诱因、疼痛性质和程度。

2. 视诊

观察牙齿的排列咬合，注意其形态、色泽、数目，有无龋坏、残根及牙石等，注意牙龈颜色，有无肿胀、增生、萎缩、出血、溢脓和瘘管等。

3. 探诊

应探明龋洞或缺损的部位、深浅、大小，有无探痛及牙髓是否暴露。当有充填物时，应探查其密合程度及有无继发龋，牙齿是否有隐裂。还可探查牙周袋深度、龈下结石情况、瘘管方向等。

4. 叩诊

用口镜柄或镊柄垂直和侧方轻叩牙齿，有根尖周炎及牙周病变的患牙多有不同程度的叩击痛。

5. 牙齿松动度检查

多用牙科镊子操作，前牙用镊子夹持牙冠的切端；后牙将镊尖合拢置牙骀平面中央，按摇镊子观察牙齿松动情况，可分为：

Ⅰ度松动：牙齿颊（唇）舌向松动幅度<1.0 mm。

Ⅱ度松动：颊（唇）舌向松动幅度 1.0～2.0 mm，伴近远中方向活动。

Ⅲ度松动：松动幅度>2.0 mm，不仅伴有各方向松动，且可上下垂直活动。

6. 牙髓活力检查

常根据牙髓对温度或电流的不同反应来协助诊断牙髓活力是否存在。

7. 触诊（扪诊）

用手指扪压牙龈缘或根尖部牙龈，观察有无溢脓、压痛或波动，有助于牙周病和根尖病的诊断。

8. 嗅诊

借助医生的嗅觉以帮助诊断。如坏疽的牙髓组织有特殊的腐臭味，坏死性牙龈炎有特殊的腐败腥臭味。某些全身疾病如糖尿病的患者，其口内常有丙酮样或"烂苹果"味。

（二）口腔颌面部其他组织检查

口腔颌面部其他组织的检查包括问诊、视诊、触诊和听诊等基本检查法。其中，问诊方法及内容同口腔内常规检查。

1. 颌面部检查

观察患者面部表情和意识变化，它们可能是某些口腔颌面部疾病的表征，也可能是各种全身疾病的反应。如面神经麻痹时，常见一侧面部表情消失。观察颌面部外形左右是否对称，上、中、下比例是否协调，有无凸出或凹陷，以及皮肤的色泽、质地和弹性的变化，这些对某些疾病的诊断具有临床意义。

2. 颌骨检查

左右是否对称，有无突起肿物及其软硬程度；上、下颌骨各部位扪诊，有无压痛及异常活动；咬合、开闭口运动情况及髁状突动度。

3. 颈部检查

外形、皮肤色泽是否异常，有无肿胀、畸形、瘘管，如有肿块应进一步确定其性质，明确是炎症还是肿瘤。颌下、颏下、颈部淋巴结有无肿大，并注意其大小、数目、活动度、硬度、压痛、局部有无红肿等，这对诊断淋巴结炎或肿瘤淋巴转移有重要意义。

4. 涎腺检查

采用两侧对比的方法，检查腺体大小、有无肿块、压痛。按压腺体，观察导管口分泌情况及分泌物性质。颌下腺及舌下腺检查常用双合诊法，能更清楚扪及腺体的大小并检查是否有压痛、导管结石及肿块等。

5. 其他

观察唇部有无溃疡、肿块及皲裂，腭部有无糜烂、溃疡、肿块、畸形，舌黏膜、舌乳头、舌苔、舌运动、舌系带情况等。

（三）辅助检查

1. 牙髓活力测试

正常牙髓对温度和电流的刺激有一定的耐受量。当牙髓存在病变时，刺激阈值会发生变化，对本来可耐受的刺激产生敏感，或相反对过强的刺激反应迟钝，甚至无反应。因此临床上常用温度诊和电牙髓检测器来协助诊断牙髓是否患病、病变的发展阶段和牙髓的活力是否存在。

正常情况下，牙髓对 20～50 ℃ 的温度刺激不产生反应。一旦发生炎症，则对温度刺激反应敏感；如发生变性或坏死，则反应迟钝或消失。

（1）温度测试：牙髓温度测试包括冷测法和热测法。

①冷测法：选用冷水、小冰棒、氯乙烷、二氧化碳或雪等作为冷刺激源，在患牙唇、颊面颈 1/3 处进行测试。

②热测法：选用热水、热牙胶棒、慢速旋转的橡皮轮或热蜡刀作为热刺激源，在患牙唇、颊面颈 1/3 处进行测试。

（2）电流检查：用电牙髓检测器（电牙髓活力计）。

牙髓活力测试结果判读：患牙在温度测验时的不同反应，对判断牙髓状态有重要临床意义。如出现短暂的轻、中度感觉或不适反应（与对照牙一样），表示牙髓活力正常；出现疼痛或酸痛反应，但刺激去除后疼痛立刻消失，表示牙髓敏感，多为可复性牙髓炎的反应；引发疼痛或加剧原有疼痛，刺激去除后仍持续一段时间，为不可复性牙髓炎的反应；出现快速、剧烈疼痛，为急性牙髓炎的反应；出现迟缓且不严重的疼痛，为慢性牙髓炎的反应；热诊加重，冷诊缓解，为急性化脓性牙髓炎的反应；无反应，表示牙髓坏死。

2. 普通 X 线检查

包括牙片、全口曲面断层片等。它是检查颌面部硬组织疾病常用的方法，尤其在牙病的治疗中不可或缺。

3. 计算机断层扫描（CT）

CT 扫描可以帮助对颌面部深部疾病的诊断，其高分辨率及断层显示比普通 X 线检查有很大的进步，被常规应用于颌面部肿瘤、外伤、炎症等疾病中。近年来随着技术的发展，可以薄层螺旋扫描后进行三维重建，对复杂颌面部骨折的治疗提供精确的治疗依据，血管的三维重建甚至可以代替血管造影显示脉管类疾病。

4. 磁共振成像检查（MRI）

磁共振完全不同于传统的 X 线和 CT，它是一种生物磁自旋成像技术，并且没有辐射创伤。磁共振所获得的图像异常清晰、精细、分辨率高，对比度好，信息量大，特别对软组织层次显示很好，提高了诊断效率。对颌面部软组织疾病的诊断非常重要。

5. 超声波检查

利用超声波的反射原理来探知组织内部的情况，也是一种无创检查，故临床应用广泛。在颈部淋巴结、唾液腺肿瘤等软组织疾病的探测和血管的血流动力学观察方面有其独到之处。

6. 病理活组织检查

在病变部位或可疑病变部位采取少量组织进行冷冻或常规病理检查，简称为活检。在多数情况下，活检结果可以作为最可靠的诊断依据。常用于唇、颊、舌、口底等部位肿瘤类疾病的诊断。

# 第三章　牙体牙周组织疾病

## 第一节　龋　病

龋病是在以细菌为主的多种因素作用下，牙体硬组织发生无机物脱矿、有机物分解，产生色、形、质三方面改变的慢性进行性破坏的一种疾病。

龋病是现代人类的常见病、多发病之一，它给人类造成的危害甚大，病变向牙体深部发展后，可引起牙髓病、根尖周病、颌骨炎症、颌面部间隙感染等并发症，还可成为口腔病灶，引起远隔脏器的病灶感染性疾病。龋病发病率高、危害大，但因龋病症状不明显，人们对龋病的重视程度不够，因此，防龋治龋尤为重要，世界卫生组织已将其与心血管疾病和癌症并列为人类三大重点防治疾病，应引起足够重视。

### 一、病因

龋病是在细菌、食物、宿主及时间四大因素相互作用下发生的。

#### （一）细菌

龋病是一种细菌感染性疾病，目前公认的致龋菌有：变形性链球菌、乳酸杆菌、放线菌，其中最主要的致龋菌为变形性链球菌。

细菌致龋是以牙菌斑的形式存在。牙菌斑是一种致密、黏稠、非钙化、胶质样的膜状细菌团，多位于牙齿的点、隙、裂、沟、邻接面及牙颈部等不易清洁的部位，而且较紧密地附着于牙面上，不易被唾液冲洗掉，也不易在咀嚼时被除去。牙菌斑在形成过程中紧附于牙面上，并吸附大量致龋菌，致龋菌产酸使牙菌斑内 pH 下降，导致牙体硬组织脱矿，形成龋病，龋齿即从牙菌斑下方开始。

### （二）食物

食物在口腔内的局部作用与龋病的关系非常密切。精制食物，尤其是各种精制的碳水化合物，易附着于牙体表面，成为菌斑的主要物质。在研究食物与龋病的关系中，最引起人们注意的是食物中的糖，特别是蔗糖，对龋病的发生起重要的促进作用。其程度与糖的物理性状、摄入量、频率、时间和方式有关。纤维性食物如蔬菜、肉类等对牙面有机械性摩擦与清洗作用，且不容易发酵，不利于龋病的发生。

### （三）宿主

影响龋病发生的宿主因素主要是指牙齿、唾液与机体的全身状态三方面。牙齿的沟、窝、点、隙、邻面、颈部以及牙拥挤、重叠、错位等均易积存牙菌斑，有助于龋病的发生；釉质发育不良的牙齿也易患龋。唾液在维持口腔正常生理方面起到重要作用。它的量与质的变化、缓冲能力的大小以及抗菌系统的变化，都对龋病发生过程有着密切关系，唾液分泌量少、流速慢，则易患龋。全身营养状态差、某些矿物质（如氟、钙、磷等）、维生素的缺乏等都是致龋因素。一些全身系统性疾病，内分泌紊乱、遗传因素等与龋病的发生也都有一定关系。

### （四）时间因素

龋病发病的每个过程都需要一定的时间来完成，因此保持口腔卫生、控制菌斑形成，减少糖类食物在口腔内停留的时间，可在龋病的预防工作中起重要作用。

## 二、临床表现

龋病通常是由牙釉质或牙骨质表面开始，逐渐向深层发展至牙本质浅层、牙本质深层，主要临床表现是牙齿色、形、质的改变。临床按照龋坏的程度，将龋病分为浅龋、中龋和深龋。

### （一）浅龋（牙釉质龋或牙骨质龋）

龋坏程度仅限于牙釉质或牙骨质，尚未达到牙本质层。位于牙冠的浅龋分窝沟浅龋和平滑面浅龋。窝沟浅龋表现为窝沟四周的釉质颜色改变，呈墨浸状，探针插入窝沟内有粗糙感或探针尖卡在窝沟内不易取出。平滑面浅龋常位于邻面接触点的根方，龋坏部位的釉质表面脱钙、粗糙，形成白垩色或黄褐色、不透明、无光泽的斑块。患者无任何自觉症状。

### （二）中龋（牙本质浅龋）

龋坏已由牙釉质或牙骨质进展到牙本质浅层，可见龋洞形成，洞内有着色的软化牙本质与食物残渣，患牙对外界的冷、热、酸、甜刺激较为敏感，刺激去除后症状立即消失。

### （三）深龋（牙本质深龋）

龋洞较深达到牙本质深层，距牙髓组织较近，遇冷、热、酸、甜刺激或食物嵌入龋洞内均可引起疼痛。用探针探查龋洞亦常有酸痛感，但无自发性疼痛。

龋病好发于磨牙，恒牙列的患龋顺序依次为：下颌第一、二磨牙，上颌第一、二磨牙，上、下颌前磨牙，上颌切牙，上、下颌尖牙，下颌切牙；乳牙列的患龋顺序依次为：下颌第二乳磨牙、上颌第二乳磨牙、第一乳磨牙、上颌乳前牙、下颌乳前牙。好发牙面依次为：咬合面、邻面、颊面、舌面。

## 三、诊断

根据龋的色、形、质改变的特征，通过详细询问病史，仔细观察牙齿的颜色改变，用探针仔细探查好发牙齿的好发部位，大多可以确诊。对不易检查的隐匿性龋可采用 X 线检查方法辅助诊断。

## 四、治疗

龋病是一种慢性进行性疾病，牙体硬组织一旦破坏形成缺损，就难以再生，只有靠人工材料进行修复。龋病治疗的目的在于终止病变的进展，恢复牙齿原有形态和功能，保持牙髓的生理活力。最常用的方法充填术是清除腐坏牙体组织，形成洞形，选择合适的材料恢复牙体的解剖形态和生理功能。

对浅龋未形成龋洞和乳牙的浅龋、无法制备洞形的中龋，可采用药物治疗，将软化牙质去除，严密隔离唾液并擦干牙面，用75%氟化钠甘油糊剂、8%氟化亚锡溶液、含氟凝胶等多种氟化物，涂搽牙面，亦可达到停止龋蚀进展的目的。

# 第二节　牙髓炎

牙髓炎是牙髓组织以血管扩张、充血为主要病理变化，对细菌感染或其他物理、化学刺激而产生的一种特殊防御性炎症。急性牙髓炎表现为剧烈的牙痛，影响患者的生活质量。牙髓的感染可以通过根尖孔扩散到根尖周组织，引起根尖周炎，甚至发展为颌面部炎症，影响全身健康。

## 一、病因

牙髓炎的病因较复杂，主要有以下几方面。

## （一）细菌因素

细菌感染是牙髓病的主要病因。当龋病、磨损、创伤或医源性因素等破坏牙体硬组织，病原微生物通过牙本质小管或者穿髓孔进入牙髓，引起牙髓的感染，深龋是牙髓感染最常见的感染途径。患有牙周病时，牙周袋内的病原微生物，也可通过根尖孔或侧支根管感染牙髓，造成逆行性牙髓炎。

## （二）物理刺激

包括温度、电流、创伤等因素。温度过高超出牙髓组织所能耐受的限度，会引起牙髓反应。临床上，在制备洞形及牙体预备时，产热刺激牙髓可引起牙髓炎；口腔内存在两种不同的金属修复体，在唾液中发生电化学反应等，可刺激牙髓引起牙髓炎；牙体的急性或慢性损伤，均可引起牙髓病。

## （三）化学刺激

龋病治疗时，刺激性强的消毒药物，如酚、乙醇、硝酸银等，当使用不当时，可刺激牙髓发生病变。深的窝洞未采用垫底措施，以复合树脂直接充填窝洞，或者以磷酸锌黏固粉作深龋垫底充填材料刺激牙髓，酸蚀剂和黏结剂使用不当，均可引起牙髓炎。

## 二、临床表现

牙髓组织为疏松结缔组织，虽然有一定的修复和再生能力，但其又被包裹在四周皆为坚硬的牙本质壁内，一旦发生炎症，炎症渗出物无法得到引流，局部组织压力增高，使感染很快扩散到全部牙髓，并压迫神经产生剧烈疼痛。

临床上把牙髓炎分为可复性牙髓炎与不可复性牙髓炎，可复性牙髓炎属于组织病理学分类中的牙髓充血，不可复性牙髓炎分为急性牙髓炎（包括慢性牙髓炎急性发作）和慢性牙髓炎。

（一）急性牙髓炎

主要症状是剧烈牙痛。疼痛的性质具有下列特点。

1. 自发性阵发性剧痛

患牙在未受到任何外界刺激的情况下，突然发生剧烈的自发性尖锐疼痛。炎症早期，疼痛持续的时间较短，缓解的时间较长，到炎症晚期，则疼痛的持续时间延长，缓解时间缩短或疼痛呈持续性。牙髓出现化脓时，可有搏动性跳痛。

2. 夜间痛

由于体位关系，往往在夜间睡眠时疼痛加重。

3. 温度刺激加剧疼痛

冷、热刺激可激发患牙的剧烈疼痛。炎症早期，冷、热刺激均加剧疼痛，炎症晚期，如果牙髓已有化脓或部分坏死，患牙可表现为热刺激加剧疼痛，冷刺激可缓解疼痛。

4. 疼痛不能定位

患者不能明确指出患牙，且疼痛常是沿三叉神经分布区域放射至患牙同侧的上、下颌牙或头、颞、面部。

检查：患牙可有深龋或其他牙齿硬组织疾患、充填体或深牙周袋等；探诊常可以引起剧烈疼痛，有时可探及微小穿髓孔；温度测验时，患牙的反应极其敏感。

（二）慢性牙髓炎

是临床最常见的一型牙髓炎，大多是深龋的进一步发展，也可由急性牙髓炎转变而来。

慢性牙髓炎一般不发生剧烈的自发性疼痛，可出现阵发性隐痛或者钝痛，有过自发痛或自发痛病史。慢性牙髓炎的病程较长，患牙可有长期的冷、热刺激痛病史。根据组织病理及临床表现，可将慢性牙髓炎分为慢性闭锁性牙髓炎、慢性溃疡性牙髓炎及慢性增生性牙髓炎 3 型。

1. 慢性闭锁性牙髓炎

有不定时的自发性痛，病史较长，曾有自发病史。检查可有深龋，但无穿髓孔，也可有充填体。

2. 慢性溃疡性牙髓炎

多无自发性痛，食物嵌塞入龋洞，引使疼痛加剧。检查可有深龋并有穿髓孔，探及穿髓孔则有剧烈疼痛。

3. 慢性增生性牙髓炎

多为青少年患牙，无明显的自发性痛。检查龋洞穿髓孔较大，洞内有红色肉芽组织突出，呈蒂状，探不痛而易出血。

## 三、诊断

牙髓炎在临床上较为常见，根据病史、疼痛性质、程度、发作方式和病牙的情况，较容易诊断。

### （一）急性牙髓炎

根据典型的疼痛症状，检查有引起牙髓病变的牙体损害或深牙周袋等病因，可做出诊断。但患者不能明确指出疼痛部位，必须仔细检查，配合牙髓活力测试可帮助定位患牙，对患牙的确定是诊断急性牙髓炎的关键。临床应与三叉神经痛、上颌窦炎及肿瘤压迫引起的疼痛相区别。

（二）慢性牙髓炎

根据患牙有自发痛和（或）自发痛史，检查有引起牙髓炎的牙体硬组织疾患或其他病因，患牙对温度测验有异常表现及叩诊反应，可明确诊断。

## 四、治疗

牙髓病的治疗原则是保留活髓或保留患牙。由于牙髓解剖、生理特点，保留活髓比较困难，仅用于可复性牙髓炎或年轻恒牙的早期牙髓炎。对于不可复性牙髓炎要尽量保留患牙，维持咀嚼器官的完整性。保留患牙的方法有很多，临床应根据患者年龄、患牙位置、病变类型及程度综合考虑来选择最佳治疗方法，目前临床最常用的治疗方法是根管治疗术。牙髓炎的治疗程序包括应急治疗与专科治疗。

（一）应急治疗

对急性牙髓炎患者首要的处理措施是缓解疼痛，常用的方法如下。

1. 开髓引流

是急性牙髓炎止痛的最有效措施。临床用高速涡轮钻从髓角处将髓腔穿通，建立引流，缓解髓腔内高压，可立即止痛。然后用温盐水清洗溢出的渗出物，洞内放置丁香油棉球。

2. 药物止痛

若无条件开髓，可在洞内放置丁香油、樟脑酚棉球，同时口服或注射止痛药物，能暂时缓解疼痛。

3. 针灸止

常选用合谷为主穴，根据不同牙位加刺激其他穴位，上牙加四白、迎香、下关、颊车、颧髎等，下牙加承浆、大迎或颊车等穴位，强刺激留针待疼痛缓解。

## （二）专科治疗

牙髓病的专科治疗有很多方法，保留活髓的方法有盖髓术、活髓切断术；保留患牙的方法有根管治疗术及牙髓塑化治疗术等方法，目的在于保留患牙，需要特定的器械与专门的训练。患牙经过应急处理，疼痛缓解以后可转专科治疗。

# 第三节  根尖周炎

根尖周炎是指牙齿根尖部牙骨质及其周围的牙周膜和牙槽骨的炎症，多由于牙髓病的感染通过根尖孔扩散而来。

## 一、病因

引起根尖周病的主要原因是感染，其次是外伤及化学刺激。因根尖周病多由牙髓病发展而来，因此，凡能引起牙髓病的因素，都能直接或间接地引起根尖周病。

### （一）感染因素

感染是引起根尖周病的主要原因，感染来源于髓腔，炎症牙髓的病原刺激物通过根尖孔，引起根尖周组织的感染。牙周感染时，存在于深牙周袋内的细菌侵入根尖周组织，也可引起根尖周组织的感染。

### （二）创伤因素

牙齿受到各种外力，如碰伤、咬合创伤及医源性损伤等，均可引起根尖周炎。

（三）化学刺激

治疗牙髓病及根尖周病时，若使用药物不当，如根管治疗时使用的根管消毒剂，渗出根尖孔；牙髓塑化治疗时，塑化剂通过根尖孔流失到根尖周区；封失活剂时间长等化学药物刺激，均可引起根尖周炎。

## 二、临床表现

### （一）急性根尖周炎

是从根尖部牙周膜出现浆液性炎症到根尖周组织形成化脓性炎症的一系列反应过程。临床上原发性根尖周炎较少，大多是慢性根尖周炎急性发作。

1. 急性浆液性根尖周炎

是根尖周炎的早期，根尖的牙周膜血管扩张、充血、浆液性渗出。患者自觉患牙有浮起感、咬合痛，患者能够指明患牙。检查患牙可见龋坏、充填体或其他牙体硬组织疾患，有时可查到深牙周袋。牙冠变色。牙髓活力测试无反应，叩诊疼痛（+）～（++），扪压患牙根尖部有不适或疼痛感。

2. 急性化脓性根尖周炎

随着炎症的发展，根尖周膜破坏溶解，液化成脓液，使局部压力变大，根据脓液相对集聚在根尖周的不同区域，临床上将其分为3个阶段。

（1）根尖脓肿：患牙出现自发性剧烈、持续的跳痛，不敢咬合。检查根尖部发红，患牙叩痛（++）～（+++），松动Ⅱ～Ⅲ度。相应区域淋巴结肿大有压痛。

（2）骨膜下脓肿：患牙的持续性、搏动性跳痛更加剧烈，患者感觉疼痛难忍。检查患牙根尖处牙龈红肿，前庭沟肿胀变平，触诊有深部波动感，叩痛（+

++)。可伴有体温升高、身体乏力等全身症状。

（3）黏膜下脓肿：由于黏膜下组织疏松，脓液到达黏膜下时，压力明显降低，患牙疼痛明显减轻，全身症状缓解。检查根尖区黏膜的肿胀局限，呈半球形隆起，扪诊时波动感明显，脓肿较表浅而易破溃。

（二）慢性根尖周炎

是指根管内病原刺激物长期存在，根尖周围表现为炎症肉芽组织的形成和牙槽骨的破坏。在机体抵抗能力低下时，慢性根尖周炎可转化为急性根尖周炎。慢性根尖周炎可分为根尖周肉芽肿、根尖周脓肿及根尖周囊肿3种类型。临床上多无明显自觉症状或偶有轻微钝痛，咀嚼时有不适感。检查时可见患牙龋坏、牙髓坏死、轻度叩痛。根尖区相对应的颊侧牙龈上有经久不愈的瘘管。不同类型的慢性根尖周炎X线摄片检查有不同的特点：根尖肉芽肿表现为根尖部有圆形的透射影像，边界清楚，直径一般小于1 cm；慢性根尖周脓肿表现为边界不清，形状不规则，周围骨质疏松呈云雾状；根尖周囊肿表现为根尖圆形透射区，边界清楚。

三、诊断

急性根尖周炎根据患牙有浮起感、自发性疼痛等症状，能够明确指出患牙，叩诊疼痛较明显，牙髓活力测试无反应，患者有牙髓病史或外伤史，以及牙髓治疗史等可诊断。慢性根尖周炎主要依据症状及检查，结合X线检查即可诊断。

四、治疗

急性根尖周炎首先应采取应急措施，以控制感染、解除疼痛。急性炎症控制及慢性根尖周炎要根据不同的病情采取不同的根治疗法，彻底消除根管内的病原刺激物，无害地保留患牙。

（一）应急治疗

1. 开放髓腔

是控制急性根尖周炎的首要措施，但应掌握在急性根尖脓肿阶段，及时开放髓腔，使根尖周渗出物通过根尖孔，经根管向龋洞内引流，达到缓解症状的目的。

2. 脓肿切开

急性根尖周炎骨膜下及黏膜下脓肿阶段，脓液已穿出牙槽骨壁，开放髓腔的同时需切开排脓，有效控制炎症。

3. 全身治疗

急性根尖周炎，除开髓、切开引流外，还应配合全身支持疗法，给予抗生素、镇痛药、维生素及适当休息等综合治疗。

（二）专科治疗

急性炎症控制后应进行专科治疗，严格而正规的根管治疗术是彻底治疗根尖周炎最常用的方法。对根尖病变范围较大的病例，除做根管治疗术外，还要配合根尖刮治术、根尖切除术等根管外科手术。如果根尖范围过大，反复肿胀，治疗效果不佳，可拔除患牙，以预防并发症。

# 第四节　牙周组织疾病

牙周组织病是指发生在牙齿支持组织，包括牙龈、牙周膜、牙槽骨及牙骨质的疾病的总称。其中以牙龈炎和牙周炎最为常见。

## 一、牙龈炎

牙龈炎是指局限于牙龈而未侵犯深部牙周组织的炎症，以儿童与青少年较为普遍。牙龈炎种类很多，临床以慢性牙龈炎最常见，还常见青春期龈炎、妊娠期龈炎等。牙龈炎是牙周组织的浅层病变，一旦病因祛除，炎症消退，牙龈便恢复正常。但如果病因持续存在，炎症未被控制，侵及深层可进一步发展成为牙周炎。

### （一）病因

多由于口腔卫生不良，如菌斑、牙石、食物嵌塞、不良修复体、正畸装置及牙颈部龋等局部刺激因素所引起。特别是菌斑、牙石在其发生和发展过程中起重要作用。某些全身因素如内分泌紊乱、维生素 C 缺乏、营养障碍与系统性疾病也可成为牙龈炎的促进因素。

### （二）临床表现

慢性牙龈炎病变主要局限于龈乳头和游离龈，一般无明显自觉症状，部分患者有牙龈发痒、发胀等不适感。当牙龈受到机械性刺激如刷牙、咀嚼、说话、吸吮等，均可引起牙龈出血。检查可见牙龈边缘或龈乳头充血、水肿、呈暗红色，牙龈边缘变厚，龈乳头圆钝肥厚，牙龈质地松软，点彩消失，探之易出血，龈沟液渗出增多。

青春期龈炎是由于青春期内分泌改变，尤其性激素的变化，牙龈对致炎物质的易感性增加，加重牙龈对局部刺激的反应，引起牙龈炎。多见于青年女性，好发于前牙唇侧的龈乳头及龈缘，牙龈呈暗红或鲜红，触诊易出血，牙龈乳头呈球形隆起，质地松软，触之易出血。

妊娠期龈炎患者一般妊娠前即有不同程度的慢性牙龈炎，妊娠 2～3 个月开始出现明显症状，至 8 个月达高峰，分娩后约 2 个月，可恢复到妊娠前状态。常发生于前牙，牙龈呈暗红或鲜红，触诊易出血，质地松软，表面光滑。牙列不齐或有创伤性咬合的牙间乳头，迅速增大，呈扁圆形向近远中发展，称妊娠瘤。

（三）治疗

1. 彻底祛除局部刺激因素

龈上洁治术是去除牙石和菌斑的基本治疗手段。使用洁治器械或超声波洁牙机去除牙菌斑、牙石，消除菌斑和牙石对牙龈的刺激，以利于牙龈炎愈合；去除口内不良修复体，纠正不良习惯，矫正食物嵌塞，注意保持口腔卫生。

2. 局部治疗

用 3%过氧化氢溶液与 0.9%氯化钠溶液交替冲洗龈沟，涂布 3%碘甘油。用1%过氧化氢溶液或 0.2%氯己定溶液漱口。

3. 指导患者采取正确的刷牙方法及其他保持口腔卫生的措施

如牙线及牙签的正确使用。让患者了解牙龈炎如不及时治疗，发展到牙周炎时对口腔健康带来的危害，增强患者防病意识。

## 二、牙周炎

牙周炎是发生在牙齿周围组织的一种慢性、进行性、破坏性疾病。临床最常见的是慢性牙周炎，病程长、进展慢、发病率高，由长期存在的慢性牙龈炎向深部牙周组织发展而引起。慢性牙周炎发病率在 35 岁以后明显增高，且随着年龄增长，其严重程度也增加。

（一）病因

1. 局部因素

主要是牙菌斑以及牙石、食物嵌塞、不良修复体等加重菌斑滞留的因素。当细菌数量及毒性增强或机体防御能力减弱时，由于龈下微生态环境改变，牙周致病菌使牙龈的炎症加重，导致胶原破坏、结合上皮向根方增殖形成牙周袋和导致牙槽骨吸收。咬𬌗创伤亦是破坏牙周组织的重要因素。

2. 全身因素

可影响牙周组织对局部刺激的反应，如营养代谢障碍，维生素 B、维生素 C 的缺乏，影响牙周组织的修复与形成；维生素 D 与钙、磷的缺乏则影响牙槽骨的正常矿化与修复再生。内分泌紊乱、免疫功能障碍与系统性疾病都可能造成牙周组织的退行性变，促进牙周炎的发生与发展。

（二）临床表现

1. 牙龈肿胀出血

牙周炎大多由牙龈炎发展而来。牙龈的形态、颜色上的改变较牙龈炎更广泛、更严重。牙龈组织水肿，颜色暗红，毛细血管的脆性增加，刷牙、咀嚼甚至吸吮均可出血。

2. 牙周袋形成

牙周袋是病理性加深的龈沟，是牙周炎最重要的病理改变之一，也是诊断牙周炎的重要依据。当患牙龈炎时，龈沟的加深是由于牙龈的肿胀或增生使龈缘位置向牙冠方向移动，而结合上皮的位置并未向根方迁移，此为假性牙周袋，或称龈袋。而患牙周炎时，结合上皮向根方增殖，其冠方部分与牙面分离形成牙周袋。随着牙周袋的加深及牙龈炎症肿胀的加剧，更利于牙菌斑的堆积和滞留，使炎症进一步加重，牙周袋进一步加深，而形成一个进行性破坏的恶性循环。

### 3. 牙周溢脓

牙周袋形成以后，由于细菌感染，呈化脓性炎症改变，而发生袋内溢脓，若引流不畅，常在患牙的颊或舌侧形成牙周脓肿，而出现红肿疼痛。轻压牙周袋外壁，有脓液溢出，并伴有明显口臭。

### 4. 牙齿松动

牙周炎早期牙齿松动不明显，牙槽骨进一步吸收，牙周袋加深，牙齿支持功能丧失，从而出现牙齿松动、移位。

牙周炎患者除以上临床表现外，晚期常可出现其他伴发症状，如牙移位、食物嵌塞、继发性咬合创伤、根面龋、牙本质过敏症、逆行性牙髓炎等。

### （三）治疗

牙周炎呈渐进性发展，一经诊断应尽早制订完善的治疗计划。牙周炎治疗的目的是消除病变，恢复牙周组织的生理形态和功能，为患者创造自身维护的条件。

### 1. 局部治疗

（1）控制菌斑

是利用物理或化学的方法，消除或阻止菌斑的形成，控制牙周的炎症，从而维护牙周组织的健康和牙周治疗的效果。菌斑控制的方法较多，包括机械、化学和生物等方法，以机械法效果较好，如刷牙、使用牙线、牙签等方法。也可用化学的方法，如漱口剂等。

（2）彻底清除局部刺激因素

采用龈上洁治术、龈下刮治术，彻底去除软垢、菌斑、牙石等局部刺激因素。矫正食物嵌塞，调整咬合关系。

（3）处理牙周袋

搔刮牙周袋内壁的炎性肉芽组织，局部用3%过氧化氢溶液和0.9%氯化钠溶液反复冲洗牙周袋，袋内放置2%米诺环素凝胶、四环素药线等具有抑菌、消炎、收敛作用的药物。

2. 全身治疗

（1）全身抗感染治疗

牙周脓肿或者局部治疗效果不佳者，可用抗生素短期辅助治疗。常用乙酰螺旋霉素片、甲硝唑片联合治疗牙周炎，取得较好疗效。

（2）增强营养，促进牙周健康

补充足够的蛋白质与维生素 A、维生素 C、维生素 D，以增强牙周组织的抵抗能力。

（3）认真检查并治疗全身系统性疾病

全身系统性疾病如糖尿病、消化系统疾病等，必须予以控制，以阻止其对牙周局部组织产生的不良影响。

周炎症已经控制，如果仍有 4 mm 以上的牙周袋，可考虑手术治疗以消除牙周袋，直视下清除刺激物质和病变组织，恢复牙周组织的正常形态及功能。常用的手术方法有牙龈切除术、翻瓣术、袋内壁刮治术及引导组织再生术等。

# 第四章　口腔常见黏膜病

口腔黏膜病是指除肿瘤以外发生于口腔黏膜与软组织的各种类型疾病。这些疾病可分为两大类：一类是口腔黏膜本身的固有疾病，一类是某些全身系统疾病在口腔局部的表征。由于口腔黏膜和皮肤的组织结构与防护功能基本相似，且两者在胚胎发育过程中都起源于外胚叶，故涉及该胚叶的一些疾病的病损，既可发生于口腔，又可发生于皮肤，或两者同时罹患。口腔黏膜病可分为口腔黏膜感染性、非感染性疾病、癌前病变及全身病的口腔表征。现将几种常见的口腔黏膜病介绍如下。

## 第一节　复发性阿弗他溃疡

复发性阿弗他溃疡亦称复发性口腔溃疡，或复发性口疮，是一种最常见的反复发作性口腔黏膜溃疡性损害，患病率高达 20% 左右，居口腔黏膜病之首。多见于青壮年。本病具有的临床特点是自然发病、周期性、自限性、有遗传倾向。

### 一、病因

本病病因复杂，致病机制目前仍不清楚，且存在着明显的个体差异。多数人都认为与免疫功能低下、遗传因素、感染因素（病毒和细菌）、胃肠功能紊乱、社会及精神心理因素、内分泌紊乱、免疫因素以及营养缺乏等有关。

## 二、临床表现

本病呈周期性复发且有自限性，为孤立的、圆形或椭圆形的浅表性溃疡。临床分型尚不统一，目前根据溃疡大小、深浅及数目不同，分为轻型、重型和疱疹样溃疡。

### （一）轻型阿弗他溃疡

约占复发性阿弗他溃疡的80%，患者初发时多为此型。多见于青壮年，女性稍多于男性。溃疡好发于非角化区如唇、颊、舌尖、舌缘、舌腹、前庭沟、软腭等无角化或角化较差的黏膜，在角化区的牙龈、硬腭处则少见。溃疡发作时呈"红、黄、凹、痛"特征，即溃疡的边缘整齐，四周局灶性黏膜充血水肿，形成有约1 mm宽的红晕，基部不硬，中心呈凹陷状，其上覆盖一层薄的灰黄色或浅黄色纤维性假膜，灼痛感明显。遇刺激疼痛加剧，影响患者说话与进食。轻型阿弗他溃疡数目不多，每次为3～5个，散在分布。溃疡7～14天后可自愈，不留瘢痕，但经过一段间歇期后又可在口腔另一部位复发。

### （二）重型阿弗他溃疡

又称复发坏死性黏膜腺周围炎或腺周口疮。口腔黏膜各部均可发生，尤其多发于口腔后部、咽旁、软腭、扁桃体周围、口角及颊等处。溃疡大而深，边缘不整而隆起，呈"弹坑状"病损，直径>1 cm，可深达黏膜下层腺体至肌层，基底微硬，表面有灰黄色假膜或灰白色坏死组织。溃疡持续时间可长达数个月，通常是1～2处溃疡。溃疡疼痛剧烈，愈后留有明显瘢痕。

### （三）疱疹样阿弗他溃疡

又称阿弗他口炎。溃疡小而多，散在分布于黏膜任何部位，似满天星，直径<2 mm。邻近溃疡可融合成片，黏膜充血发红，疼痛较重。唾液分泌增加，可伴头痛、低热、全身不适、局部淋巴结肿大等症状。发作后不留瘢痕。

复发有规律性，分为发作期、愈合期和间歇期。发作期又可细分为前驱期、溃疡期。前驱期时口腔黏膜局部敏感，不适，或有触痛或烧灼感，8～24 小时后局部水肿、充血，此时往往呈一小红点或丘疹，持续 1～3 日后，上皮破损并继发炎症反应，即进入溃疡期，此时患者感疼痛加重。再经过 4～5 日，溃疡愈合，不留瘢痕。整个发作期可持续 1～2 周，具有不治而愈的自限性。患者复发的间歇期，时间长短不定。有的患者在开始复发时间隔期较长，但经过一段时间后间隔期逐渐缩短，甚至连绵不断。溃疡数目亦可增加或减少，因而严重影响患者的身心健康。

如发生口腔溃疡同时或先后出现虹膜睫状体炎、角膜炎或前房积脓、外生殖器溃疡以及皮肤结节性红斑等，称为白塞综合征。

## 三、诊断

根据复发性和自限性的病史规律及临床体征，无需做活检即可诊断且可分型。疱疹样阿弗他溃疡应注意与疱疹性口炎鉴别。对大而深且长期不愈的溃疡即重型复发性口疮应做活检来明确诊断，以排除癌性溃疡及结核性溃疡。

## 四、治疗

复发性阿弗他溃疡的治疗原则是：全身治疗和局部治疗相结合、中医治疗和西医治疗相结合、生理治疗和心理治疗相结合。以祛除各种诱发因素、缩短病程、减少痛苦、减少复发、对症治疗为主。

### （一）局部治疗

目的是消炎、镇痛，防止继发感染并促进愈合。常用药物和方法如下。

1. 抗炎类药物

（1）口腔溃疡膜：以羧甲基纤维素钠、山梨醇为基质，加入金霉素、氯己定，以及表面麻醉剂和皮质激素等制成药膜，贴于患处，起到保护创面、延长药物作用。每日数次。

（2）含片：含服西地碘片或溶菌酶片，具有抗菌、抗病毒和消肿止痛作用。

（3）含漱剂：用3%硼酸液或0.2%氯己定液等含漱。

（4）超声雾化剂：将庆大霉素、地塞米松、利多卡因加入到0.9%氯化钠溶液中，制成合剂，用雾化器雾化。

2. 镇痛类药物

用1%普鲁卡因或2%利多卡因液经稀释于饭前漱口，可起镇痛作用。也可用0.5%盐酸达克罗宁液或1%丁卡因溶液用棉签蘸取涂抹溃疡面，暂时镇痛。

3. 腐蚀性药物

用腐蚀性药物烧灼溃疡使组织的蛋白凝固，形成假膜，能促进溃疡愈合。大溃疡且孤立者可用10%硝酸银或50%三氯醋酸烧灼溃疡面。

4. 局部封闭

用25 mg/mL醋酸泼尼松混悬液在溃疡基底黏膜下封闭，可缓解疼痛。

5. 理疗

利用激光、微波理疗，有减少渗出和促进溃疡愈合的作用。

（二）全身治疗

目的是对因治疗、减轻症状，减少复发、延长间歇期，缩短溃疡发作期。常用药物和方法如下。

1. 肾上腺糖皮质激素及其他免疫制剂

（1）肾上腺糖皮质激素类药物，如地塞米松片、泼尼松片等能降低毛细血管壁与细胞膜的通透性，具有抗炎、抗过敏作用，可酌情使用。

（2）细胞毒类药物，如氨甲蝶呤、环磷酰胺等有抑制细胞 DNA 合成作用，能抑制细胞增殖，非特异性地杀伤抗原敏感性小淋巴细胞，抑制其转化为淋巴母细胞，因而具有抗炎作用。

（3）沙利度胺片，有免疫抑制作用，应用于重型阿弗他溃疡有较好疗效。但有严重不良反应。

2. 免疫增强剂

（1）主动免疫制剂：可用于疑有免疫功能减退的患者。如：转移因子，每周 1～2 次，每次 1 支注射于上臂或大腿内侧；左旋咪唑（每片 25 mg），每日 150～250 mg，分 3 次口服，每周连服 2 天，4～8 周为 1 疗程。

（2）被动免疫制剂：对免疫功能降低者有效，如胎盘球蛋白、丙种球蛋白。

3. 中医治疗

根据辨证施治或选用昆明山海棠片、六味地黄丸、补中益气丸等。

# 第二节　单纯性疱疹

单纯性疱疹又名疱疹性口炎，由单纯疱疹病毒所致的皮肤黏膜病，是一种常见的口腔黏膜急性传染性发疱性病变。

## 一、病因

口腔单纯疱疹病毒（HSV）分为两型。Ⅰ型疱疹病毒主要是通过呼吸道、皮肤和黏膜密切接触传播，感染腰以上部位的皮肤黏膜和器官。口和口周围发生的疱疹，99%是由Ⅰ型疱疹病毒感染引起的。Ⅰ型单纯疱疹病毒可能与口腔黏膜癌前损害的发生及口腔和面部感染有关。Ⅱ型疱疹病毒主要感染腰以下部位，如女性宫颈、阴道、外阴皮肤及男性的阴茎、尿道等处，是引起生殖器发炎和疱疹的罪魁祸首。Ⅱ型疱疹病毒与生殖器感染有关，可能与唇癌、子宫颈癌的发生有关。

## 二、临床表现

### (一) 原发性疱疹性口炎

由 Ⅰ 型单纯疱疹病毒引起，好发于 6 岁以下儿童，尤以 6 个月至 2 岁的婴幼儿最多见。发病前多有与疱疹病患者的接触史。

1. 前驱期

单纯疱疹病毒进入人体后，有 4～7 天的潜伏期，患儿有躁动不安、发热、头痛、乏力、全身肌肉疼痛、咽痛等急性症状，下颌下及颈上淋巴结肿大，触痛。患儿流涎、哭闹、拒食。经过 1～2 天以后，体温逐渐下降，可在口腔黏膜任何部位出现病损，如唇、颊、舌以及角化良好的硬腭、牙龈和舌背。

2. 水疱期

初起黏膜充血、发红、水肿，出现数目较多、成簇状、针尖大小的水疱，疱壁薄而透明。直径 1～2 mm，呈圆形或椭圆形，周围绕以细窄的红晕。

3. 糜烂期

水疱迅速破裂，破溃成小溃疡，可相互融合成片状糜烂面，覆盖有淡黄色假膜，周围充血发红。此时唾液显著增加，有剧烈疼痛，局部淋巴结肿大，压痛。

4. 愈合期

该病有自限性。糜烂面逐渐缩小愈合，如无继发感染，7～10 天病情逐渐缓解，自行愈合且不留瘢痕。

## （二）复发性疱疹性口炎

常见于成年人。原发性疱疹性口炎中 30%～50% 的病例可能发生复发性损害。复发因素包括阳光照射、局部机械损伤、感冒等。一般复发感染的部位在原先发作过的位置或附近发作。患者开始可感到轻微的疲乏与不适，很快在将要发生损害部位（多发生在唇红黏膜与皮肤交界处）出现刺痛、灼痛、肿胀、发痒等症状。约在 10 小时内出现水疱，周围有轻度红斑，水疱数目多，呈粟粒样大小，成簇状分布。初期疱液呈淡黄色且透明，以后水疱高起扩大，相互融合，疱液变为混浊。一般情况下水疱可持续 24 小时，随后水疱破裂、糜烂、结痂，痂皮脱落后不留瘢痕，但可留有暂时性色素沉着。水疱若继发感染则形成脓疱，疼痛加剧。病程约 10 天。

## 三、辅助检查

### （一）涂片检查

通过涂片查找包涵体、电镜检查受损细胞中是否含有不成熟的病毒颗粒来进行形态学诊断。

### （二）抗原-抗体检测

通过抗原-抗体检测，进行免疫学检查。

## 四、诊断

多数病例根据临床表现即可做出诊断。原发性感染多见于婴幼儿，根据发病急，全身症状重，口腔黏膜出现成簇的小水疱，破溃后形成溃疡，口周皮肤形成痂壳，比较容易诊断。复发性感染多见成人，全身反应较轻，可见口角、唇缘及皮肤上出现成簇小水疱。

## 五、治疗

### （一）口腔黏膜局部治疗

口腔黏膜局部用药对由单纯疱疹病毒感染引起的口腔单纯疱疹是不可缺少的。

1. 局部搽药

可用3%阿昔洛韦软膏或酞丁胺软膏局部涂搽，治疗唇疱疹。继发感染时，可用抗生素糊剂，如1%金霉素甘油糊剂或5%四环素甘油糊剂、新霉素或杆菌肽或硼酸软膏。中药的锡类散、西瓜霜粉剂等均可局部使用。

2. 湿敷

0.1%乳酸依沙吖啶（利凡诺）液，0.025%～0.05%硫酸锌溶液，1%甲紫液，0.1%碘苷眼药水等。

3. 漱口剂

用0.2%葡萄糖酸氯己定（洗必泰）溶液、3%硼酸溶液漱口，有杀毒、消菌和清洁口腔作用。若疼痛严重，可用普鲁卡因，0.5%～1%达克罗宁液含漱，以减轻疼痛。

4. 含片

可用溶酶菌片、华素片等含化。

5. 口腔护理

保持口腔清洁。

### （二）全身抗病毒治疗

1. 核苷类抗病毒药

目前认为核苷类药物是抗单纯疱疹病毒最有效的药物。主要有阿昔洛韦、伐昔洛韦、泛昔洛韦和更昔洛韦。阿昔洛韦，一般原发性患者 200 mg 口服，每 4 小时 1 次，每天 5 次（成人），疗程 5～7 天；复发性 HSV-I 感染患者疗程为 3～5 天；有免疫缺陷的患者或有并发症的患者可静脉滴注，5～10 mg/kg，每 8 小时 1 次，疗程 5～7 天。

2. 利巴韦林

又称病毒唑，是一种广谱抗病毒药物，可用于疱疹病毒治疗。口服每天 0.6～1g，分 3～4 次；肌内注射 10～15 mg/kg，分 2 次。长期应用可引起严重的胃肠反应，孕妇禁用。

3. 干扰素

复发频繁或免疫力低下的患者效果好。但价格昂贵，不良反应多。

4. 聚肌胞

用于重型复发性 HSV 感染，是人工合成的干扰素诱生剂，肌内注射，每天或隔天给药。

5. 疫苗和免疫球蛋白

疫苗是预防病毒感染最有效的方法，但 HSV 疫苗尚在开发阶段。注射免疫球蛋白可使机体获得短暂的抗病毒能力，在 HSV 感染流行时在一定人群中使用有防治效果。

（三）免疫调节剂

1. 免疫制剂

胸腺素、转移因子、左旋咪唑 50 mg，每日 3 次；或胸腺素 1～5 mg，肌内注射，每天 1 次。

2. 环氧合酶抑制剂

吲哚美辛（消炎痛）每次 25 mg，每天 3 次，口服；布洛芬每次 200 mg，每天 4 次，使用 1 个月或数个月。

（四）对症和全身支持治疗

单纯疱疹病毒在体内复制，可造成机体细胞和组织的损伤，故适当休息，全身支持治疗和对症处理是必要的。

1. 全身支持治疗

给予高能量、易消化、富于营养的流食或软食。病情严重者应卧床休息，维持体液平衡，必要时可由静脉输入 5%～10% 葡萄糖液，补充维生素 B 和维生素 C 等。

2. 对症处理

疼痛剧烈者局部用麻醉剂涂搽，高热者可用解热镇痛药退热，必要时可全身使用抗生素控制感染。

# 第三节　手足口病

手足口病是一种婴幼儿和儿童常见的传染病，又名发疹性水疱口腔炎，由肠道病毒引起，以手、足皮肤疱疹和口腔黏膜疱疹或破溃后形成溃疡伴发热为特征。

## 一、病因

引发手足口病的肠道病毒有 20 多种（型），其中以柯萨奇病毒 A16 型和肠道病毒 71 型最为常见。该病传播方式多样，以通过人群密切接触传播为主，传染源包括患者和健康携带者（或隐性感染者）。流行期间，患者口咽部分泌物及唾液中的病毒可通过空气飞沫传播，或唾液、疱疹液、粪便污染手、毛巾、手绢、杯子、餐具、玩具、奶具等。门诊交叉感染和口腔检诊器械消毒不严格也可传播该病。幼儿园是本病的主要流行场所，部分病例较多的省市（河南、山东等）中 5 岁以下占 94.8%，3 岁以下占 77.6%。一年四季均可发病，但夏秋季最易流行。自 2008 年 5 月 2 日起，手足口病已纳入丙类传染病管理。

## 二、临床表现

手足口病的潜伏期一般为 3～4 天。多数无前驱症状而突然发病。初始 1～3 天症状为低热、食欲减退、口腔不适并常伴咽、喉部疼痛或有上呼吸道感染的特征。常被误认为是感冒。

皮疹多在发病第二天出现，皮疹呈离心性分布，常见于手指或足趾背面、指甲周围及足跟边缘；婴幼儿或皮疹多者，还可见于手掌、足底、臀部、大腿内侧以及会阴部。先是玫瑰色红斑或斑丘疹，1 天后即有部分皮疹形成半透明的疱疹，疹子不像蚊虫叮咬、不像药物疹、不像水痘、不像唇疱疹，所以又称"四不像"；临床上有不痒、不痛、不结痂、不留瘢痕的"四不"特征，继发感染少见。若不破溃感染者，疱疹可于 2～4 天吸收干燥，呈深褐色痂皮，脱痂后不留瘢痕。

大多数患儿发热 1～2 天后口腔出现散在红斑和疱疹，常发生在口腔颊黏膜、软腭黏膜、舌缘上及唇内侧（这几处病损可同时出现，也可先后出现），可见到数个到几十个小红斑，基底呈灰白色，周围红晕的红色粟粒样疱疹（多与皮疹同时出现，或稍晚1~2天出现）。疱疹呈卵圆形，单房性，直径多< 0.5 cm，内含微混浆液。发生此病时幼儿会感到红疹之处又痛又痒，患儿咀嚼时疼痛，并拒食、流涎。大多数孩子伴发热，为37~38 ℃，个别可达到39 ℃甚至40 ℃。

大多数手足口病的病程为1周左右，个别患儿可达10天。一般可自愈，且预后良好。但极少数可因病毒对机体造成严重病理损害，高热不退者可并发其他疾病，如心肌炎、脑炎等，严重者可导致死亡。

### 三、辅助检查

#### （一）一般检查

末梢血白细胞计数正常或偏高，可见单核细胞比例增高。

#### （二）病毒分离

患者发病初期采集咽拭子、疱疹液或粪便标本。疱疹液分离到病毒可作为手足口病的确诊依据。

#### （三）血清学试验

采集患者发病初期和恢复期双份血清，以ELISA、中和试验、血凝抑制试验、补体结合试验、免疫荧光试验等方法检测抗体，恢复期血清抗体有4倍及以上升高者，有诊断意义。

### 四、诊断

#### （一）发病季节

好发于夏秋季节。

（二）流行病学

以 5 岁以下为主要发病对象，常在婴幼儿集聚的场所发生，呈流行趋势。

（三）临床表现

主要表现为初起发热，白细胞总数轻度升高，继之口腔、手、足等部位黏膜、皮肤出现斑丘疹及疱疹样损害。

（三）病程

经过较短，多在 1 周内痊愈。

（四）鉴别诊断

应与疱疹性咽峡炎、水痘、单纯性疱疹性口炎、风疹等鉴别。疱疹性咽峡炎是由柯萨奇病毒 A4 型病毒引起，口腔症状与本病极其相似，但主要发生在软腭与咽周围，且无手、足病变。

## 五、治疗

主要是抗病毒及对症治疗，保持幼儿个人清洁卫生。

（一）药物

可服用维生素 B、维生素 C 及抗病毒药物，可采用口服板蓝根颗粒和多种维生素；或用抗生素、鱼肝油涂抹口腔，消炎止痛；还可外用炉甘石洗剂止痒。有并发症患者可肌内注射丙种球蛋白。

（二）发热症状处理

体温达 38.5 ℃以上可适当用退热药，应多给患儿饮水，以防幼儿出现脱水现象。若发热持续不退，适当静脉补充液体或口服补液。

## （三）休息

要让患儿充分休息，保证患儿衣服清洁，避免皮疹感染。

## （三）口腔卫生

口腔溃疡的幼儿要注意口腔卫生，进食前后可用0.9%氯化钠溶液或温开水漱口。

## （四）饮食

幼儿饮食方面应给予易消化食物，食物应以流质及半流质等无刺激性食品为宜。补足水分，以利于排毒及减少体液丢失。

## 六、预防

及时发现疫情和隔离患者是控制该病的主要措施。幼儿园应每日检查双手及口腔，发现患儿及时隔离1周，并给予日常用品、餐具、玩具等用品的消毒。如发现患儿增多时应及时向上级部门汇报，根据疫情控制需要由上级部门决定可采取幼儿园或小学放假措施。

# 第四节　口腔念珠菌病

口腔念珠菌病是由真菌——念珠菌感染而引起的口腔黏膜疾病。念珠菌属隐球酵母科有150多种，但只有7种具有致病性，其中白念珠菌和热带念珠菌致病力最强。近年来，由于在临床广泛使用抗生素和免疫抑制剂，造成菌群失调或免疫力低下，口腔念珠菌病的发生率有所增高。

## 一、病因

白念珠菌是引起口腔念珠菌病的病原体，是单细胞酵母样真菌，菌体呈圆形或卵圆形，革兰染色阳性。白念珠菌广泛存在于自然界，也可寄生于口腔黏膜、上呼吸道、肠道、肛门、阴道及皮肤等部位，虽然健康人可带有念珠菌，但一般不致病。当宿主防御功能减退后，这种非致病性念珠菌转化为致病性念珠菌而导致念珠菌病的发生，故念珠菌又被称为条件致病菌。念珠菌引起的感染又称为机会性感染或条件感染。其侵入机体后是否致病，取决于念珠菌的数量、毒力、入侵途径与机体的适应性、机体的抵抗能力及其他相关因素。

## 二、临床表现

### （一）念珠菌性口炎

#### 1. 急性假膜型念珠菌性口炎

可发生于任何年龄，多见于哺乳期婴幼儿，尤以新生儿最多见，发生率4%，称新生儿鹅口疮。新生儿鹅口疮多为分娩时产道念珠菌感染、母亲乳头及哺乳用具不洁所致。

新生儿鹅口疮多在出生后2～8日发病，病损可发生于口腔黏膜的任何部位，好发于颊、唇、舌、软腭等处黏膜，初发时患处黏膜充血，有散在色白如雪的柔软小斑点，如帽针头大小，稍高出黏膜表面，不久融合成界限清楚的白色或蓝白色丝绒状斑块，斑片附着十分紧密，稍用力可拭掉，可见潮红溢血或表浅糜烂面，并可继续扩大蔓延至牙龈、扁桃体、咽部。早期黏膜充血较明显，故呈鲜红色与雪白的对比。而陈旧的病损黏膜充血消退，白色斑片带淡黄色。患儿烦躁不安、哭闹、哺乳困难，有时可轻度发热，一般无明显全身反应。但少数病例可能蔓延到食管和支气管，引起念珠菌性食管炎或肺念珠菌病。少数患者还可并发幼儿泛发性皮肤念珠菌病、慢性黏膜皮肤念珠菌病。

2. 急性红斑型念珠菌性口炎

多见于成年人，由于长期应用青霉素等广谱抗生素而致，大多数患者有消耗性疾病，如白血病、营养不良、肿瘤化疗后、内分泌紊乱等。急性红斑型念珠菌病以舌黏膜多见，颊、上唇、腭及口角等部位亦可发生。主要表现为黏膜充血、糜烂及舌背乳头呈团块萎缩，周围舌苔增厚，可伴有假膜及口角炎。患者常首先有味觉异常、口腔干燥、黏膜灼痛。

3. 慢性肥厚型念珠菌性口炎

多见于颊黏膜、舌背及腭部。本型的颊黏膜病损常对称地位于口角内侧三角区，呈结节状或颗粒状增生，或为固着紧密的白色角化斑块，类似一般黏膜白斑。腭部白色病损可由牙托性口炎发展而来，黏膜呈结节状或乳头状增生；舌背病损可表现为丝状乳头增殖。肥厚型念珠菌病可视为慢性黏膜皮肤念珠菌疾病症状的一个组成部分，也可见于免疫不全综合征和内分泌功能低下的患者。

4. 慢性红斑型念珠性口炎

本型又称义齿性口炎，多发生于戴义齿的患者。损害部位常在上颌义齿侧面接触的腭、龈黏膜，女性多见。临床表现为义齿承托区黏膜广泛发红，形成鲜红色弥散红斑。在红斑表面可有颗粒增生。舌背乳头可萎缩，舌质红。

（二）念珠菌性唇炎

多发于高龄患者（50 岁以上），同时有念珠菌性口炎或口角炎。

1. 糜烂型者

在下唇红唇中部长期存在鲜红的糜烂面，周围有过角化现象，表面脱屑。

## 2. 颗粒型者

下唇肿胀、唇红皮肤交界处常有散在突出的小颗粒，似腺性唇炎。镜检时如多次发现芽生孢子和假菌丝，并经培养证明为白念珠菌，才能确诊。

## 3. 念珠菌口角炎

多发于儿童、体弱、血液病患者。两侧口角区皮肤及黏膜均可受累，皲裂、充血、糜烂、结痂、疼痛或溢血。

儿童的念珠菌性唇炎或口角炎的共同特点是，唇周皮肤呈干燥状并附有细的鳞屑，伴有不同程度的瘙痒感。

## 4. 慢性黏膜皮肤念珠菌病

多发于口腔黏膜、皮肤及甲床。

## 5. 艾滋病相关性白念珠菌病

艾滋病患者的白念珠菌感染甚为常见，且具有重要的诊断意义。

## 三、诊断

本病多见于婴幼儿，根据病史和临床特征较易诊断，必要时涂片取假膜镜检，可以发现真菌菌丝与芽孢。可作免疫学和生化检验、组织病理学和基因诊断等进一步确诊。

## 四、治疗

### （一）局部药物治疗

白念珠菌适于在酸性环境下生存，碱性环境可抑制其生长繁殖。

1. 2%～4%碳酸氢钠（小苏打）

用于哺乳前后洗涤口腔，以消除能分解产酸的残留凝乳或糖类，使口腔成为碱性环境，可抑制白念珠菌的生长和繁殖。轻症患儿不用其他药物，2～3天后病变即可消失，为预防复发仍需继续用药数日。也可用本药在哺乳前后洗净乳头，以免交叉感染或重复感染。

2. 氯己定

可用0.2%溶液或1%凝胶局部涂布、冲洗或含漱，也可与制霉菌素配伍成软膏或霜剂，其中也可加入适量曲安奈德，以治疗义齿性口炎（可将霜剂涂于基托组织面戴入口中）、口角炎等。

3. 甲紫（龙胆紫）溶液

用于口腔黏膜以0.5%浓度为宜，每日涂搽3次，以治疗婴幼儿鹅口疮和口角炎。

4. 西地碘（华素片）

特点是高效低毒和广谱杀菌，碘过敏者禁用。

**（二）全身抗真菌药物治疗**

1. 氟康唑

首次一天200 mg，以后每天100 mg，连续应用7～14天。副作用：恶心、皮疹，停药后消失。目前为治疗白念珠菌的首选药物。

2. 伊曲康唑

每日口服100 mg。

3. 增强机体免疫力

对于身体衰弱、有免疫缺陷或与之有关的全身性疾病患者，可辅以增强免疫力的措施，如注射胸腺肽、转移因子。

4. 手术治疗

对于癌前损害，在治疗期间应严密观察，经药物治疗后（3～6个月）可逆转。定期复查，若疗效不明显或患者不耐受治疗，应考虑手术治疗。

### 五、预防

避免产房交叉感染，注意哺乳期的口腔卫生，用温开水拭洗婴儿口腔，哺乳用具要煮沸消毒并干燥，产妇与婴儿生活用品常晒太阳，保持干燥洁净。产妇乳头用 1：5000 盐酸氯己定溶液清洗。对长期使用广谱抗生素与皮质类固醇者，或患慢性消耗性疾病的患者，应注意菌群失调而导致念珠菌感染的发生。

# 第五节　　口腔白斑病

口腔白斑病是发生在口腔黏膜上以白色为主的损害，不具有其他任何可定义的慢性损害特征，属于口腔黏膜癌前期病变。

### 一、病因

病因至今尚无定论，其发生可能与局部刺激因素、不良习惯及全身因素等有关。

（1）白斑的发生率与吸烟时间长短及吸烟量成正比关系。

（2）白念珠菌感染。口腔白斑患者中，白念珠菌阳性率约为 34%。

（3）局部刺激因素。如残根残冠、错位牙、不良修复体、口腔内两种以上金属修复体产生的电位差等长期刺激，也与白斑发生有关。

（4）不良习惯。与饮酒和食用过烫、酸辣食物及嚼槟榔有关。

（5）全身因素。包括微量元素、微循环改变、易感的遗传素质等。

### 二、临床表现

白斑多见于中年以上男性，好发于颊、舌缘、唇、上腭、口底等部位。白斑分为均质型与非均质型两大类。非均质型白斑较均质型白斑癌变可能性大。

## （一）均质型

分斑块状和皱纹纸状两个亚型。

### 1. 斑块状

口腔黏膜上白色或灰白色均匀斑块，斑块表面可有皲裂，平或略高出黏膜表面，边界清楚，触诊柔软，略粗糙，周围黏膜多无异常改变。患者多无自觉症状或有粗糙感。

### 2. 皱纹纸状

多发生于口底及舌腹，白斑呈灰白色或白垩色，边界清楚，表面粗糙，周围黏膜正常，患者除粗糙不适感外，亦可有刺激痛等症状。

## （二）非均质型

分颗粒状、疣状和溃疡状 3 个亚型。

### 1. 颗粒状

多见于颊黏膜口角区。白色损害呈颗粒状突起，稍硬，黏膜表面不平坦，病损间黏膜充血，似有小片状或点状糜烂。患者可有刺激痛。

### 2. 疣状

多见于牙槽嵴、口底、唇和腭等部位。病损呈乳白色，表面粗糙，呈刺状或绒毛状突起，明显高出黏膜表面，质地稍硬。

### 3. 溃疡状

增厚的白色斑块上出现溃疡或糜烂，可有疼痛。

## 三、诊断

根据临床表现、病理检查、脱落细胞检查及甲苯胺蓝染色可明确诊断。白斑患者 3%～5% 可能癌变，尤其对发生在口底舌腹部位，形态为疣状与颗粒状者应提高警惕，注意定期复查，必要时取活体组织检查。

## 四、治疗

### （一）祛除刺激因素

如戒烟、禁酒，去除口腔不良修复体，拔除残根、残冠。

### （二）维 A 酸软膏

对于非充血、糜烂型的病损，可用 0.1%～0.3% 维 A 酸软膏局部涂抹，但不适用于充血、糜烂的病损。

### （三）维生素 E

剂量为 10～100 mg，每日 3 次，口服。

### （四）癌变倾向

对有癌变倾向的病损类型、部位，应定期严密复查建议每 3～6 个月复查 1 次。对在观察、治疗过程中有增生、硬结、溃疡等变化时，应及时手术切除并活检。

### （五）中医中药治疗

清疡散是治疗口腔溃疡的中药。有清热解毒、引火归元、消炎镇痛之功效。

# 第六节　口腔扁平苔藓

扁平苔藓是一种原因不明的非感染性疾病，可同时或分别发生在皮肤或黏膜。口腔扁平苔藓是口腔黏膜病中最常见的疾病之一，其患病率约为 0.51%。男女均可发病，女性多于男性，好发人群为中年人。

## 一、病因

病因不明，与更年期或经前期精神紧张等精神因素、内分泌因素、失眠、情绪波动、免疫因素、感染因素等有关。除去这些因素后，病情即可缓解。女性口腔扁平苔藓患者在妊娠期间病情缓解，哺乳后月经恢复时，疾病又复出现，表明可能与内分泌因素有关。通过病理切片及电子显微镜检查，发现病损内有可疑的病毒和细菌，感染因素可能与扁平苔藓的发生有关。此外，免疫因素、微循环障碍因素也与本病发生有关。

## 二、临床表现

可发生在口腔黏膜的任何部位，大多左右对称，87.5%的病损多发生于颊部，患者多无自觉症状，常偶然发现。有些患者黏膜有粗糙感、木涩感、烧灼感，口干，偶有虫爬痒感。黏膜充血糜烂和遇辛辣、热、酸、咸味刺激时，局部敏感灼痛。病情可反复波动，可同时出现多样病损，并可相互重叠和相互转换。

口腔黏膜病损为白色小丘疹，一般为针头大，属角化病损，由白色丘疹组成的各种花纹，以白色条纹、白色斑块为主，有网状、树枝状、环状或半环状，黏膜可发生红斑、充血、糜烂、溃疡、萎缩和水疱。

## 三、诊断

根据口腔白色角化病损间以红色充血或正常黏膜白色细线条帽针头大小的丘疹组成网状、环行、树枝状、斑块、条纹等图形可诊断。如难以确诊时，可进行活检。对经久不愈的扁平苔藓患者，应充分提高警惕，恶变率为 1%～3%。

## 四、治疗

### （一）心理治疗

应加强与患者沟通，详细询问病史，了解其家庭、生活、工作状况，帮助其调整心理状态。对病变区无充血、糜烂，患者无明显自觉症状者，密切观察病情变化。一些患者可自愈。

### （二）局部治疗

1. 祛除局部刺激因素

如洁治术、刮治术去除牙石，以棉签洗牙代替刷牙，以避免刷毛刺伤损害区黏膜。

2. 肾上腺糖皮质激素

局部应用肾上腺糖皮质激素软膏涂抹，或对糜烂溃疡型病损可使用肾上腺糖皮质激素封闭治疗。

3. 维 A 酸软膏

对角化程度较高的病损，可用 0.1%～0.3% 维 A 酸软膏局部涂抹。

（三）全身治疗

1. 免疫抑制剂

（1）口服肾上腺糖皮质激素：慎用，对急性大面积或多灶糜烂型口腔扁平苔藓，可采用小剂量、短疗程方案。成人采用口服泼尼松 15～30 mg/d，服用 1～3 周。

（2）口服雷公藤与昆明山海棠片：具有抗炎作用，抑制体液免疫，对细胞免疫具有双向调节作用。

2. 免疫调节剂

可根据患者自身的免疫状况选用免疫调节剂，如胸腺肽肠溶片、左旋咪唑、转移因子等。

3. 抗真菌药物

对迁延不愈的口腔扁平苔藓，可用抗真菌药物治疗。

4. 中医中药治疗

中医治疗宜分别采用滋阴养血、益气健脾、疏肝解郁、理气活血、疏风润燥、滋补肝肾、滋阴清热、活血祛瘀等法治疗。可用乌蛇祛风汤加减。脾虚湿热宜健脾利湿，活血解毒。常用药物有土茯苓、焦神曲、鱼腥草、连翘、陈皮、半夏、白术、泽泻、升麻、当归、赤芍、红花等。阴虚内热宜滋阴清热，舒肝活血。常用药物有山慈菇、地骨皮、生地黄、野菊花、茯苓、山药、升麻、赤白芍、郁金、当归等。滋补肝肾，健脾利湿也可用玄参、丹参、沙参、苦参、石斛、天冬、麦冬、青果、金果榄、锦灯笼、生薏米。煎服约 2 周～1 个月。

# 第五章  口腔颌面部感染

## 第一节  概  述

口腔颌面部感染是因致病微生物入侵引起的口腔颌面部软、硬组织局部乃至全身的复杂炎症性疾病。虽然全身各部位的感染均有红、肿、热、痛和功能障碍等共性，但因口腔颌面部的解剖生理特点，使感染的发生、发展和预后有其特殊性。随着人民生活水平的提高与卫生事业的发展，其发病率已有所下降，目前牙源性感染与婴幼儿的腺源性感染仍较常见，应掌握其防治方法。

### 一、感染特点

（1）口腔、鼻腔、鼻旁窦和扁桃体与外界相通，常驻有各种细菌，由于这些部位的温度和湿度有利于细菌的滋生繁殖，当抵抗力下降时容易发生感染。

（2）牙源性感染是口腔颌面部特有的感染。牙齿生长在颌骨内，龋病、牙髓病和牙周病的发病率较高，若病变继续发展，可通过根尖孔和牙周组织使感染向颌骨和颌周蜂窝组织扩散。

（3）口腔颌面部有很多潜在的筋膜间隙，其中充满疏松结缔组织且相互连通，这些组织抗感染能力较弱，感染可经此途径迅速扩散和蔓延。

（4）口腔颌面部的血液和淋巴循环丰富，感染可循血液引起败血症或脓毒血症。颜面部的静脉发育不完善，瓣膜稀少或缺如，特别是内眦静脉和翼静脉丛直接与颅内海绵窦相通，当这些静脉受到挤压时，可以使血液逆流进入颅内。从鼻根到两侧口角连线形成的三角区内，一旦发生感染可循此途径引起海绵窦血栓性静脉炎、脑膜炎和脑脓肿等严重并发症，故称为面部的"危险三角区"。感染还可经淋巴管扩散，导致该引流区内的淋巴结发炎，尤其是婴幼儿淋巴网状内皮系统发育不完善，较易发生腺源性感染。

（5）颌面部的汗腺、毛囊和皮脂腺也是细菌的常驻部位；又暴露在外，容易受到各种原因的损伤，细菌可经破损的皮肤、黏膜或骨折处，引起局部感染。

（6）口腔颌面部器官位置较表浅，炎症感染较易被发现，可以得到及时治疗。

## 二、病原菌

口腔颌面部感染多属于化脓性感染，常见的致病菌以金黄色葡萄球菌和溶血性链球菌为主，其次为大肠埃希菌及铜绿假单胞菌等，偶见厌氧菌所致的腐败坏死性感染，还可见到结核杆菌、放线菌及梅毒螺旋体等引起的特异性感染。一种感染可以是单一的病菌，但常有多种细菌共同参与。与颌面部腔窦相通的感染都是由需氧菌和厌氧菌引起的混合感染。至于是否发生感染、感染的临床表现及预后，取决于致病菌的种类、毒力和数量等外因，以及患者的年龄、感染部位、营养状态、免疫功能和对细菌的感受性等内因。

## 三、感染途径

口腔颌面部感染以牙源性感染最多见，经由淋巴途径的腺源性感染多见于婴幼儿，损伤性、血源性及由于手术、穿刺、各种操作消毒不严的医源性继发性炎症则较少见。

口腔颌面部感染可以呈急性过程，也可以呈慢性过程，其临床症状主要取决于感染细菌的种类、毒力、感染部位以及患者的年龄、抵抗力、营养状况、免疫功能等。

## 四、诊断

感染的诊断并不困难，一般根据病史、症状、炎症的典型体征及特殊检查方法，如穿刺、超声波和影像学检查即可诊断。需明确感染性质时，可做分泌物涂片、细菌培养、活体组织检查和药物敏感试验。

## 五、治疗

口腔颌面部感染的治疗同全身其他部位感染的治疗原则与方法相同，包括全身支持治疗、中药及抗生素治疗、局部治疗、手术治疗等综合措施。手术治疗包括脓肿切开引流术和病灶清除术，病灶可以是病灶牙，也可是骨髓炎后形成的死骨。

炎性病灶已化脓并形成脓肿，或脓肿已破溃而引流不畅时，都应进行切开引流或扩大引流术。局部炎症明显，病情发展迅速，如腐败坏死性蜂窝织炎，或全身有明显中毒症状者，或小儿颌周蜂窝织炎累及多个间隙，出现呼吸或吞咽困难者，可以早期切开减压，排出脓液和腐败坏死物，减轻中毒，并缓解呼吸困难，防止感染继续扩散，而出现严重并发症。

# 第二节　下颌第三磨牙冠周炎

下颌第三磨牙冠周炎是指下颌第三磨牙萌出不全或阻生时，牙冠周围软组织发生的炎症。常见于 18～30 岁的青年，故又称智齿冠周炎，是口腔科的常见病和多发病。

## 一、病因

主要原因是人类在进化过程中，随着食物种类的变化带来咀嚼器官的退化，下颌骨体逐渐变短，致使最后萌出的下颌第三磨牙空间不足，导致牙冠部分萌出或牙齿位置偏斜，或完全埋伏于颌骨内，即第三磨牙阻生。其次因为阻生的或正在萌出的第三磨牙牙冠被牙龈部分或全部覆盖，形成较深的盲袋，食物残渣进入盲袋后不易清除，而盲袋中的温度和湿度有利于细菌生长繁殖，当冠周软组织受到牙萌出时的压力和咀嚼食物而损伤时，细菌即可侵入。当机体过劳、睡眠不足、月经期、分娩后、感冒或某些伤病使抵抗力下降时冠周炎可急性发作。临床上多见垂直位软组织阻生的下颌第三磨牙冠周炎。

## 二、临床表现

大多呈急性过程，在炎症的早期多无明显全身症状，仅感患部牙龈肿痛不适，影响咀嚼，继而出现吞咽痛或自发性跳痛，有时沿耳颞神经分布区产生放射性疼痛，当炎症侵袭咀嚼肌时可因龈袋与冠周炎的关系出现不同程度的张口受限，口腔清洁差而有口臭。随着局部症状的加剧，常出现畏寒、发热、食欲减退等全身症状。

口腔检查见下颌第三磨牙萌出不全，牙冠周围的软组织充血、水肿，表面与边缘糜烂、触痛。查体在肿胀的下方探及低位阻生牙，龈瓣下有脓性分泌物溢出，重者可形成冠周脓肿。可波及舌腭弓及咽侧壁，导致该区域红肿。患侧颌下淋巴结肿大、触痛。冠周炎的炎症渗出物常沿颌骨外斜线向前下引流，在下颌第二或第一磨牙颊侧形成脓肿，易被误认为是该牙的根尖脓肿，应注意鉴别。感染向周围蔓延波及颌周间隙，向颊间隙蔓延，在颊部形成脓肿或破溃成为经久不愈的颊瘘；感染沿下颌支外侧向后扩散，可引起咬肌间隙感染或下颌骨边缘性骨髓炎；沿下颌支内侧向后扩散引起翼下颌间隙、咽旁间隙感染，向下则引起舌下间隙、下颌下间隙或口底多间隙感染。

边缘性颌骨骨髓炎多见于青年人，好发于下颌支外侧，多由下颌第三磨牙冠周炎引起的颌周间隙感染所致。急性期不易发现，常被颌周间隙感染症状所掩盖,因此常见慢性期。临床病理特点主要是间隙感染,X线片可见颌骨表面葱皮样钙化影。

## 三、诊断

可根据病史、临床表现、口腔检查及X线片等得出正确诊断。慢性智齿冠周炎多无明显自觉症状,仅局部有轻度压痛。应注意与第一磨牙的感染、磨牙后区癌肿和扁桃体周围脓肿引起的疼痛和张口受限相鉴别。同时不要遗漏边缘性颌骨骨髓炎。

## 四、治疗

治疗原则是消炎、镇痛、建立引流、防止感染扩散和增强机体抵抗;急性期过后应早期处理病灶牙或覆盖的牙龈组织。

常用的局部治疗措施如下。

### (一)局部冲洗

智齿冠周炎的治疗以局部处理为重点,局部又以清除龈袋内食物残渣、坏死组织、脓液为主。龈袋内用1%～3%过氧化氢溶液、0.1%氯己定(洗必泰)或0.9%氯化钠溶液反复冲洗,擦干后涂敷2%碘甘油、1%碘酒或少量的碘酚溶液于龈袋内,每日1～3次,用0.9%氯化钠溶液或复方硼酸含漱剂漱口。

### (二)冠周脓肿

形成后应及时切开引流。

### (三)智齿

位置不正,无足够空间,对应的上颌第三磨牙位置不正或缺失者,在急性炎症过后应尽早拔除阻生牙。如牙齿位置有正常萌出可能者可做龈瓣切除术，使智齿尽快萌出。

## （四）边缘性颌骨骨髓炎

可在急性炎症后 2～4 周手术，彻底清除散在的小块片状死骨。

## （五）全身治疗

应注意休息，行流质饮食，应用有效的抗生素及全身支持疗法。

# 第三节　口腔颌面部间隙感染

口腔颌面部间隙感染亦称颌周蜂窝织炎，是颜面、口腔颌周组织及口咽部潜在间隙中化脓性炎症的总称。间隙感染的弥散期称为蜂窝织炎，化脓局限期称为脓肿。

正常情况下，在颌面部组织层次之间存在着"潜在"的筋膜间隙，其间充满疏松结缔组织或脂肪、血管、神经、淋巴组织、涎腺导管等，并且相互连通，当受到炎症侵袭时，化脓性炎症可在某个间隙内扩散形成弥散的蜂窝织炎，也可波及邻近的其他间隙或沿血管神经束向颅内、纵隔等处发展，引起海绵窦栓塞性静脉炎、脑脓肿、败血症及纵隔炎等严重并发症。

口腔颌面部间隙感染均为继发性，常见于牙源性或腺源性感染扩散所致，损伤性、医源性、血源性较少见。感染多为需氧和厌氧菌引起的混合感染，也可为葡萄球菌、链球菌等引起的化脓性感染；或厌氧菌引起的腐败坏死性感染。

## 一、眶下间隙感染

眶下间隙位于面前部，眼眶下方，上颌骨前壁与面部表情肌之间，四边的周界分别为眶下缘、上颌骨牙槽突、鼻侧缘与颧骨，底是尖牙窝为中心的上颌骨前壁，表面为皮肤、皮下组织、浅筋膜与表情肌。

## （一）感染来源

眶下间隙感染多为上颌前牙、第一前磨牙根尖感染，少数来自上唇底部、鼻侧的化脓性感染或上颌骨骨髓炎。

## （二）临床特点

眶下区的弥漫性水肿，常波及内眦、眼睑、上唇与颧部皮肤。肿胀区皮肤发红、张力增大、眼睑水肿、眼裂变窄、鼻唇沟消失。口腔前庭龈颊沟明显肿胀变浅，触痛，可触及波动。眶下神经由于肿胀受压而有剧烈疼痛。眶下间隙感染可向眶内、眶周扩散，也可沿内眦静脉等向颅内扩散，引起海绵窦栓塞性静脉炎。

## （三）治疗

眶下间隙蜂窝织炎阶段可采用局部外敷中药及感染病灶牙开髓引流的办法；脓肿形成后应及时切开引流，按低位引流的原则在上颌前牙或前磨牙区前庭沟处作横行切口，直达骨膜下，用止血钳分离到脓腔，0.9%氯化钠溶液冲洗脓腔后放置引流条。待炎症控制后应立即处理病灶牙。

## 二、咬肌间隙感染

咬肌间隙位于咬肌与下颌升支外侧壁之间，前界为咬肌前缘，后界为下颌支后缘，在咬肌上部通过下颌切迹与颞下间隙和翼颌间隙相连通，后方为腮腺深叶包绕。间隙四周被致密筋膜包围，中间为疏松结缔组织。

（一）感染来源

主要来自下颌智齿冠周炎、下颌磨牙的根尖周炎及下颌骨骨髓炎，少数见于相邻间隙如颞下间隙感染的扩散。

（二）临床特点

典型症状为以下颌角为中心的腮腺咬肌区弥漫性肿胀与压痛，有严重的开口困难。由于咬肌十分坚实，咬肌下形成的脓肿很难自行破溃，也不易触及波动，但有凹陷性水肿，如脓肿得不到引流，久之容易并发下颌骨升支边缘性骨髓炎。

（三）治疗

咬肌间隙感染常用口外切口，从下颌支后缘绕下颌角，距下颌骨下缘下 2 cm 处切开 2.0～2.5 cm 长的切口，切开皮肤、皮下组织、颈阔肌，沿下颌骨外侧面分离咬肌下端的附着与骨膜，进入咬肌间隙，引出脓液。切开与分离中应注意勿损伤颌外动脉与面神经下颌缘支，切开脓肿以后还需探查下颌升支骨面有无粗糙不平，以除外边缘性骨髓炎。如疑有骨髓炎情况存在，应刮除粗糙的骨壁。

## 三、下颌下间隙感染

下颌下间隙位于下颌体与二腹肌前后腹之间的下颌下三角内，此间隙内有下颌下淋巴结与下颌下腺，并有颌外动脉、面前静脉、舌神经与舌下神经通过，深面借下颌舌骨肌与舌下间隙相隔，感染可向舌下、颏下、翼下颌及咽旁等间隙扩散，引起口底多间隙感染。

（一）感染来源

成人感染多来自下颌磨牙根尖感染和第三磨牙冠周炎，婴幼儿常继发于化脓性下颌下淋巴结炎。

### (二) 临床特点

牙源性感染病程发展快，全身高热，下颌下区肿胀明显，皮肤充血、发红，有时发亮，有时可见凹陷性水肿和压痛，早期即有脓肿形成，触及有波动感。腺源性感染病程发展较慢，初期为炎症浸润的硬结，穿破淋巴结被膜后，呈弥散性蜂窝织炎，症状同牙源性感染，但晚期才形成脓肿。

### (三) 治疗

下颌下间隙感染应及时切开引流，通常取下颌骨下缘下 2 cm 处做与下颌骨下缘相平行的皮肤切口，切开皮肤、皮下组织，钝性分离达到脓腔。如为淋巴结内脓肿应分开淋巴结包膜，多个淋巴结脓肿应分开引流。

## 四、翼下颌间隙感染

翼下颌间隙位于翼内肌与下颌支内侧骨板之间，内有下牙槽神经、舌神经与下牙槽动静脉通过。

### (一) 感染来源

常见于下颌第三磨牙冠周炎或下颌后牙的根尖感染，少数为医源性感染（下牙槽神经麻醉的并发症）。

### (二) 临床表现

若由牙源性感染所致，则发病急，全身反应重。首先表现为张口受限，吞咽不适，疼痛逐渐加剧，面部无肿胀，张口时下颌偏向患侧；口内检查见翼下颌皱襞肿胀，压痛，口外见下颌支后缘及下颌角内侧丰满、有压痛。医源性所致感染，发病缓慢，进行性张口受限伴微痛，病情发展则与牙源性感染相同。合并多间隙感染者，全身和局部症状更为严重。

（三）治疗

翼下颌间隙感染切开引流多选择口外切口，切口与咬肌间隙感染相同，切开皮肤、皮下组织，向上分离到下颌骨下缘，用血管钳紧贴下颌支内侧面，分离翼内肌与颌骨骨膜进入翼颌间隙，引出脓液。也可用口内切口，取翼下颌皱襞稍外侧处作 2.0～2.5 cm 纵切口，触及下颌升支前缘，钝分离进入翼下颌间隙，翼下颌间隙位置较深应置入橡胶管或橡皮条，保持引流通畅。

## 五、口底蜂窝织炎

口底蜂窝织炎是口底弥漫性多间隙感染，包括双侧下颌下、双侧舌下、颏下在内的 5 个间隙感染，是颌面部最严重且治疗最困难的感染之一。感染可以是金黄色葡萄球菌为主的化脓性口底蜂窝织炎，也可能是厌氧菌或腐败坏死性细菌为主引起的腐败坏死性口底蜂窝织炎。

（一）感染来源

下颌牙的化脓性或坏疽性根尖周炎或第三磨牙冠周炎扩散；口咽部软组织损伤后继发口底多间隙感染扩散；扁桃体炎、口炎、颏下或下颌下淋巴结扩散。

（二）临床表现

化脓性口底蜂窝织炎初期多在一侧下颌下或舌下间隙，迅速扩散到其他间隙，呈现整个口底的弥漫性肿胀。

腐败坏死性口底蜂窝织炎常常是产气荚膜杆菌、厌氧链球菌及各种芽孢杆菌的混合感染，在口底肌肉深层发生广泛坏死、溶解，产生棕褐色坏死液体。腐败坏死性口底蜂窝织炎病情发展快，肿胀范围广泛，上至面颊部，下至颈部甚至前胸上部，颌周口底红肿坚硬如木板，剧痛，有时可扪及捻发音，口底黏膜高度水肿，舌体被抬高，使舌体运动受限，患者语言不清、吞咽困难甚至出现呼吸困难。全身症状剧烈，常有高热、寒战等严重全身中毒症状，呼吸短促，脉搏细弱，并迅速恶化，如不及时治疗，则会因窒息、败血症或感染性休克而死亡。

（三）治疗

腐败坏死性口底蜂窝织炎应从防治窒息与中毒性休克入手，进行积极全面的治疗，主要是控制感染、局部早期广泛切开引流、全身支持治疗等。

# 第四节　颌骨骨髓炎

颌骨骨髓炎是由细菌感染以及物理或化学因素使颌骨产生的炎症性病变，病变范围包括骨膜、骨密质和骨髓以及骨髓腔内的血管、神经等整个骨组织成分。

颌骨骨髓炎可分为化脓性、特异性、放射性等几种。临床上以化脓性颌骨骨髓炎最为多见，化脓性颌骨骨髓炎又分为两类：中央型颌骨骨髓炎及边缘型颌骨骨髓炎。本节重点介绍中央型化脓性颌骨骨髓炎。

## 一、感染来源

病原菌主要为金黄色葡萄球菌，其次是溶血性链球菌、肺炎双球菌、大肠埃希菌、变形链球菌等，临床上多为混合性感染。

感染主要有 3 种途径，即牙源性、损伤性及血源性。牙源性颌骨骨髓炎最多见，约占全部颌骨骨髓炎的 90%，这与下颌骨骨皮质骨质致密、周围有肥厚肌肉及致密筋膜附着，髓腔脓液积聚而不易穿破引流等因素有关。血源性颌骨骨髓炎较少见，主要发生于儿童。

## 二、临床表现

骨髓炎的临床发展过程可分为急性期和慢性期两个阶段。

### (一) 急性期

发病急剧, 全身症状明显。局部先感病源牙剧烈跳痛, 迅速延及邻牙, 导致整个患侧疼痛并放射至颞部。面部相应部位肿胀, 牙龈及前庭沟红肿, 患区多个牙齿松动, 常有脓液自牙周溢出。下颌骨骨髓炎, 因咀嚼肌受侵常出现不同程度的张口受限, 下牙槽神经受累时, 可有患侧下唇麻木。上颌骨骨髓炎多见于新生儿、婴儿, 感染来源常为血源性。其局部表现为眶下部明显红肿, 并常延至眼周致眼睁不开, 后期可在内眦、鼻腔及口腔穿破溢脓。

### (二) 慢性期

急性颌骨骨髓炎如未能彻底治疗, 可转为慢性。常见的原因是单纯采用药物保守治疗, 脓液自行穿破, 引流不畅。慢性颌骨骨髓炎期间, 急性症状大部消退, 全身症状已不明显, 疼痛显著减轻；局部纤维组织增生、肿胀、发硬；可见瘘管, 并经常溢脓, 甚至排出小块死骨；病变区多个牙松动, 龈隙溢脓。当机体抵抗力降低或引流不畅时, 可急性发作。如拖延日久, 可致消瘦、贫血、身体衰弱。

## 三、诊断

根据病史、病因、临床表现及 X 线片检查一般不难诊断。颌骨骨髓炎的 X 线检查, 早期改变不明显。2~4 周后, 方逐渐显示弥漫性稀疏区, 以后可见形态不规则的死骨, 死骨如已完全分离则四周为黑色阴影所包绕。

### 四、预防和治疗

及时治疗冠周炎、尖周炎等牙源性感染，对预防发生颌骨骨髓炎有积极意义。如已形成骨髓炎，在急性期应予彻底治疗以免转为慢性。

急性颌骨骨髓炎的全身治疗与颌周蜂窝织炎相同，主要为增强机体抵抗力、控制感染。局部治疗重点在于及时切开引流，拔除病源牙。

慢性颌骨骨髓炎时应努力改善患者机体状况，保持引流通畅，及时拔除病源牙，彻底清除病灶、刮治或摘除死骨。

# 第五节　化脓性涎腺炎

唾液腺又称涎腺，由腮腺、下颌下腺、舌下腺3对大唾液腺，以及位于口腔、咽部、鼻腔及上颌窦黏膜下层的小唾液腺组成。小唾液腺按其所在解剖部位，分别称为腭腺、唇腺、颊腺及磨牙后腺等。

根据感染性质，唾液腺炎症分为化脓性、病毒性和特异性感染3类。最常见于腮腺，其次为下颌下腺，而舌下腺和小唾液腺极少见。

化脓性涎腺炎主要发生在腮腺与下颌下腺，舌下腺与小涎腺较少，这是由于腮腺与下颌下腺的导管粗大且较长，易造成逆行感染。临床上以慢性炎症较多，亦可急性发作。

### 一、化脓性腮腺炎

#### （一）病因

引起化脓性腮腺炎的主要病原菌是金黄色葡萄球菌，亦有链球菌与肺炎球菌感染，文森螺旋体少见。这些细菌是口腔内常驻菌，当罹患严重的全身疾病如脓毒血症、各种传染病，慢性消耗性疾病致机体抵抗力下降；手术、失血、腹泻、高热等各种原因引起的失水，腮腺分泌物减少；腮腺导管的狭窄、阻塞、涎石、异物等阻碍涎液排出等原因，口腔内致病菌经导管口逆行侵入腮腺。腮腺损伤或邻近组织炎症的扩散亦可引起急性腮腺炎。

（二）临床表现

急性化脓性腮腺炎多为慢性炎症的急性发作，少数为首次急性起病，表现为腮腺区肿胀、疼痛，导管口红肿，病情发展则疼痛加剧，腺组织坏死化脓后出现持续性跳痛，腮腺区以耳垂为中心肿胀明显，耳垂被上抬，或发展成腮腺区的蜂窝织炎。腮腺被纤维结缔组织分隔为很多小叶，所以腮腺脓肿多为散在的多发性脓肿，且不易扪及波动。随着炎症过程的进展与机体抵抗力的变化，患者可出现畏寒、发热、白细胞计数升高等明显的全身中毒症状。

（三）诊断

根据病史，以及腮腺肿大、导管口红肿、有黏稠脓性分泌物等典型的体征，诊断较易。应与腮腺区淋巴结炎、咬肌间隙蜂窝织炎、流行性腮腺炎相鉴别。

（四）治疗

除遵循炎症治疗的一般原则外，可用热敷、理疗、用酸性食物或饮料促进涎腺分泌，亦可局部外敷中药，以利于炎症的消散。脓肿形成后及时切开引流，取从耳屏到下颌角的切口；并应注意向各个不同方向贯通所有腺小叶的脓腔以彻底引流。

## 二、下颌下腺炎

下颌下腺导管粗大，位于口底，开口于舌下肉阜，下颌下腺是混合腺，分泌物较黏稠且流速缓慢，容易产生涎石，也可因异物进入导管致导管狭窄或阻塞，造成排泄不畅引起逆行性感染。下颌下腺炎以慢性经过较多，亦可急性发作。

## （一）临床表现

口底、舌根部肿胀、疼痛，下颌下三角区肿胀压痛，下颌下腺导管口红肿，有脓性分泌物溢出，病史可持续数个月至数年。反复发作者，颌舌沟可扪及稍粗的硬性索条状导管，或有结节状结石，下颌下腺较硬并有压痛。X 线摄片可发现涎石，无涎石的慢性下颌下腺炎可行造影检查。X 线片上常呈现出导管粗细不均匀，末梢扩张呈葡萄状。

## （二）治疗

急性期治疗与一般炎症相同。慢性下颌下腺炎应尽早祛除病因，摘除导管结石。对反复发作、病程长、下颌下腺已纤维化者应做下颌下腺摘除术。

# 第六节　面颈部淋巴结炎

面颈部淋巴组织丰富，由环形链和垂直链两组淋巴结及多数网状淋巴管组成，构成主要的防御屏障。面颈部淋巴结炎以继发于牙源性及口腔感染最为多见，也可来源于颜面皮肤疖肿或受到损伤感染。小儿多数由上呼吸道感染、扁桃体炎引起。由化脓性细菌如葡萄球菌及链球菌等引起的称为化脓性淋巴结炎；由结核杆菌感染的为结核性淋巴结炎。

## 一、临床表现

（一）化脓性淋巴结炎

临床上一般分为急性和慢性两类。

1. 急性化脓性淋巴结炎

可来自牙源性病变，婴幼儿则多继发于上呼吸道感染。临床上大多起病急、进展快，主要表现为由浆液性逐渐向化脓性转化。浆液性炎症的特征是局部淋巴结肿大变硬，自觉疼痛或压痛；病变的淋巴结出现充血、水肿。此时淋巴结尚可移动，边界清楚，与周围组织无粘连。全身反应轻微或只有低热，体温一般在38 ℃以下。此期如未得到及时治疗，感染可进一步发展，局部疼痛加重，淋巴结包膜化脓溶解破溃，向周围扩散则形成炎症性浸润包块；出现皮肤发红、肿、硬，与周围组织发生粘连，淋巴结不能移动。当脓肿形成时，皮肤有局部明显压痛点及凹陷性水肿；浅在的脓肿可扪及波动感。此时全身反应加重，高热、寒战、头痛、乏力、食欲减退；白细胞总数急剧上升，如治疗不及时，可并发脓毒血症、败血症，甚至出现中毒性休克。儿童的病情比成人更严重，应提高警惕。

2. 慢性淋巴结炎

多发生在患者抵抗力强而细菌毒力较弱的情况下。常见继发于根尖周炎、牙周病变等慢性牙源性炎症及咽部感染，也可由急性炎症治疗不彻底转变成慢性。病变表现为慢性增生性炎症过程，其临床特征是淋巴结内结缔组织增生形成微痛的硬结，开始较小、较韧，轻度压痛，淋巴结活动，与周围组织不粘连，无全身症状。此过程可持续较长时间，当机体抵抗力下降时，可反复急性发作。增生肿大的淋巴结，即使原发感染灶清除，也不可能完全消退。

（二）结核性淋巴结炎

常见于儿童与青年。轻者仅有多个大小不等的肿大淋巴结，呈无痛性缓慢增大，圆或椭圆形，表面光滑而无全身症状；重者可伴有体质虚弱、营养不良或贫血、低热、盗汗、疲倦等；有时可查及肺、肾、骨等器官的结核病变或病史。可发展成冷脓肿，或破溃流出豆渣或米汤样脓液，经久不愈而形成窦或瘘。

## 二、诊断

根据病史、临床表现可以确诊。化脓性淋巴结炎与结核性淋巴结炎形成脓肿后，可借抽吸出的分泌物进行鉴别诊断。化脓性淋巴结炎的脓液多呈淡黄色黏稠状，而结核性淋巴结炎的抽吸物稀薄污浊，灰暗色似米汤，夹杂有干酪样坏死物。

## 三、治疗

急性淋巴结炎多见于幼儿。初期嘱患者安静休息，行全身抗感染治疗，局部应用物理疗法，如湿热敷、超短波等。已有脓肿形成的应及时切开引流，同时对原发病灶进行处理。慢性淋巴结炎一般不需治疗，但有反复急性发作者应清除引起淋巴结炎的原发病灶，肿大明显的淋巴结亦可手术摘除，以排除恶性淋巴瘤或淋巴结转移癌。

结核性淋巴结炎应注意全身积极抗结核治疗，加强营养。对于局限的、可移动的结核性淋巴结，或虽属多个淋巴结，但经药物治疗效果不明显者，可手术切除。

# 第六章 口腔局部麻醉与牙拔除术

## 第一节 口腔感觉神经分布

口腔颌面部的神经中与口腔感觉关系密切者主要为三叉神经的分支——上颌神经和下颌神经。

### 一、上颌神经

上颌神经为感觉性神经，起自三叉神经节前缘的中部，沿海绵窦外侧壁下方，经圆孔达翼腭窝上部，由眶下裂入眶更名为眶下神经。上颌神经主要分布于硬脑膜、眼裂和口裂间的皮肤、上颌牙齿以及鼻腔和口腔黏膜。与口腔感觉有关的主要分支有以下神经。

#### （一）鼻腭神经

沿鼻中隔黏膜深面行向前下，分布于鼻中隔，经切牙管出切牙孔，分布于上颌前牙的腭侧黏骨膜及牙龈，且发出分支与上牙槽前神经交通，共同分布于上颌中切牙，另有分支在上颌尖牙的腭侧与腭前神经吻合。

#### （二）腭神经

分为前、中、后3支，均下行于翼腭管内。腭前神经又名腭大神经，出腭大孔向前，行于上颌骨腭突下面纵行的沟内，分布于上颌后牙及尖牙的腭侧黏骨膜及牙龈。腭中、后神经又名腭小神经，下行出腭小孔，分布于软腭及腭扁桃体。

### （三）上牙槽后神经

经翼突上颌裂进入颞下窝。在上颌结节后面发出上牙龈支，分布于上颌磨牙颊侧的黏膜及牙龈；另有分支与上牙槽后动脉伴行进入牙槽孔，经上颌窦后壁的牙槽管下行，分布于一侧上颌磨牙（除上颌第一磨牙近中颊根外）及其牙周膜、牙槽骨、颊侧牙龈和上颌窦黏膜。

### （四）上牙槽中神经

在眶下管的后段发出，经上颌窦前外侧壁的牙槽管下行，分布于一侧上颌前磨牙和上颌第一磨牙的近中颊根及其牙周膜、牙槽骨、颊侧牙龈及上颌窦黏膜。中国人约有 1/3 上牙槽中神经缺如，其分布区由上牙槽前、后神经替代。

### （五）上牙槽前神经

在眶下管的中段发出，经上颌窦前外侧壁的牙槽管下行，分支加入上牙槽神经丛，分布于上颌前牙及其牙周膜、牙槽骨、唇侧牙龈及上颌窦黏膜。

## 二、下颌神经

下颌神经为以感觉神经为主的混合性神经，是三叉神经最大的分支。粗大的感觉根与细小的运动根，分别行于三叉神经节外侧和下方，自卵圆孔出颅后两根合并，进入颞下窝，下行于腭帆张肌与翼外肌之间，发出脑膜支和翼内肌神经后分成前、后二干。与口腔感觉有关的主要分支有以下神经。

### （一）颊神经

或称颊长神经，自翼外肌上、下两头之间穿出，在喙突内侧沿下颌支前缘行向前下，穿过颊脂垫，分布于下颌磨牙及第二前磨牙的颊侧牙龈及颊部黏膜和皮肤。

（二）舌神经

起自下颌神经后干，经翼外肌深面至其下缘，于翼内肌和下颌支之间的翼颌间隙下行，越过下颌第三磨牙远中至其舌侧下方，继向前下经舌骨舌肌与下颌舌骨肌之间进入舌下区。当其越过舌骨舌肌前缘附近时，舌神经自上、外方行向下颌下腺管的下、内方，"钩绕"导管，继续在导管内侧前行，与舌深动脉伴行至舌尖。分布于下颌同侧舌侧牙龈、舌前 2/3 黏膜、口底黏膜和舌下腺。

（三）下牙槽神经

为下颌神经分支中最大者，在翼外肌内侧下行，从翼外肌下缘穿出，在蝶下颌韧带与下颌支之间与下牙槽动、静脉相伴沿下颌神经沟下行，经下颌孔入下颌管，在前磨牙下方分为两终支，一支为颏神经，行向后、上、外方经颏管出颏孔，分布于下颌前牙及第一前磨牙的唇颊侧牙龈、下唇黏膜和皮肤及颏部皮肤；另一支在管内继续前行称为切牙支，分布于下颌第一前磨牙、尖牙及切牙。

# 第二节　口腔局部麻醉

局部麻醉简称局麻，是指用局部麻醉药物暂时阻断机体一定区域内神经末梢和神经的传导，从而使该区域疼痛消失。但其他感觉如触压觉、温度觉等依然存在，患者仍保持清醒的意识。

## 一、常用局部麻醉剂

### (一) 利多卡因

是口腔科临床应用最多的局麻药物，阻滞麻醉常用浓度为 1%～2%。局麻作用较强，持续时间长，并有较强的组织穿透性和扩散性，故亦可作表面麻醉；该药还有抗室性心律失常作用。本品过敏者罕见。一次最大剂量为 4.4～6.6 mg/kg。

### (二) 布比卡因

其麻醉维持时间为利多卡因的 2 倍，一般可达到 6 小时以上；麻醉强度为利多卡因的 3～4 倍。常用浓度为 0.5%。一次最大剂量为 1.3 mg/kg。

### (三) 阿替卡因

该药的组织穿透性和扩散性较强，给药后 2～3 分钟出现麻醉效果。

含 1:100 000 肾上腺素的阿替卡因的牙髓麻醉时间为 60～70 分钟，软组织麻醉时间可达 3 小时以上。使用于成人及 4 岁以上儿童。阻滞麻醉常用浓度 4%。一次最大剂量 5～7 mg/kg。

### (四) 丁卡因

因穿透力强，主要用于表面麻醉，1～3 分钟即可见效，常用浓度为 2%。

但由于毒性大，一般不作浸润麻醉。

甲哌卡因和丙胺卡因亦较常用。

临床上常将肾上腺素以 1:200 000 的浓度加入局麻药物中，以延缓吸收，降低毒性反应，延长局麻时间，减少注射部位的出血，使术野清晰。

## 二、常用局麻方法

### (一) 表面麻醉

是将麻醉剂涂布或喷射于术区表面，麻醉药物被吸收而使末梢神经麻痹，以达到痛觉消失的效果。本法适用于表浅的黏膜下脓肿切开引流、拔除松动牙。常用药物为 2%盐酸丁卡因。

### (二) 浸润麻醉

是将局麻药液注入组织内，以作用于神经末梢，使之失去传导痛觉的能力而产生麻醉效果。常用于拔除上前牙、前磨牙和下切牙。方法是牵引注射处唇颊组织，在欲拔除牙的唇颊侧前庭沟黏膜转折处进针，针尖斜面向骨面约呈 45°角，进针触及骨面后退针 2 mm 左右，然后注入麻醉药。药物通过骨膜，由骨面的小孔渗透至根尖部的牙神经丛，此过程需 5～10 分钟。如将麻醉药注入骨膜下，麻醉效果更快，但注射过程中疼痛较重。

浸润麻醉时，药液用量大，故其浓度相应要低，临床上常用 0.25%～0.5%利多卡因或 0.5%～1%普鲁卡因。

### (三) 阻滞麻醉

是将局麻药液注射到神经干或其主要分支附近，以阻断神经末梢传入的刺激，使被阻滞的神经分布区域产生麻醉效果。优点是用药量小，麻醉区域广，维持时间长，还可远离病变区注射。阻滞麻醉常用于上颌后牙和下颌牙拔除。

1. 上牙槽后神经麻醉 (上颌结节注射法)

注射局麻药于上颌结节，以麻醉上牙槽后神经。本法适用于同侧上颌磨牙的拔除以及相应的颊侧牙龈、黏膜和上颌结节部手术。

（1）方法：一般以上颌第二磨牙远中颊根部口腔前庭沟为进针点；在上颌第二磨牙尚未萌出的儿童，则以第一磨牙的远中颊侧根部的前庭沟作为进针点。

注射时，患者坐位头后仰，使张口时上颌牙的𬌗平面约与地平面成 45°，注射器与上牙长轴成 40°，向上后内方刺入，针尖沿着上颌结节弧形表面滑动，深约 2 cm。回抽无血，即可注入麻醉药 1.5～2 mL，3～5 分钟显效。注意针尖刺入不宜过深，以免刺破翼状静脉丛引起血肿。

（2）麻醉范围：除第一磨牙近中颊根外的同侧磨牙、牙周膜和相应的颊侧牙龈、黏骨膜。

2. 眶下神经麻醉（眶下孔注射法）

将麻醉药注入眶下孔或眶下管，以麻醉眶下神经及其分支。本法适用于同侧上颌切牙至前磨牙的拔除，牙槽突修整及上颌骨囊肿手术、唇裂整复术等手术。

（1）口外注射法：眶下孔位于眶下缘中点下方 0.5～1 cm 处。注射时用左手食指扪出眶下缘，右手持注射器自同侧鼻翼旁约 1 cm 处刺入皮肤；使注射针与皮肤呈 45°角，向上、后、外进针约 1.5 cm，可直接刺入眶下孔，注射麻醉药 1～1.5 mL。注意进针时不宜过深，以防损及眼球。

（2）口内注射法：针尖与上颌中线成 45°角，由上颌侧切牙前庭沟上方刺入向后、上、外直达眶下孔，注入麻醉药。3～5 分钟显效。

（3）麻醉范围：同侧下睑、鼻、眶下区、上唇、上颌前牙、前磨牙，以及这些牙的唇侧或颊侧的牙槽骨、骨膜、牙龈和黏膜等组织。

3. 腭前神经麻醉（腭大孔注射法）

将麻醉药注射入腭大孔或其附近以麻醉腭前神经。本法适用于同侧上颌前磨牙、磨牙拔除术的腭侧麻醉，腭隆突切除及腭裂手术。

（1）麻醉方法：进针点为上颌第三磨牙腭侧龈缘至腭中线的中点，表面黏膜可见小凹陷；若磨牙缺失，则在软硬腭交界前 0.5 cm 处进针。患者头后仰，大张口，注射针从对侧口角方向在腭大孔的表面标志稍前处刺入腭黏膜，往上后方推进至腭大孔，注入麻醉药 0.3～0.5 mL，注射点不可偏后，麻醉药不可过量，以免麻醉腭中、腭后神经，引起恶心、呕吐。

（2）麻醉范围：同侧磨牙、前磨牙腭侧的黏骨膜、牙龈及牙槽骨等组织。

4. 下牙槽、舌、颊神经麻醉（下颌孔注射法）

（1）方法：进针点在翼下颌皱襞外侧、颊脂垫尖部。患者大张口，下颌牙粘平面与地面平行，注射器置于对侧口角、两前磨牙之间由进针点刺入，注射器保持与下颌牙洽平面平行。缓慢进针直达下颌升支内侧骨面，深约 2.5 cm，回抽无血后注入麻醉药 1～1.5 mL，可以麻醉下牙槽神经；然后，将注射针退 1 cm，再注入麻醉药 0.5～1 mL，可麻醉舌神经；针尖退至黏膜下再注射麻醉药 0.5～1 mL，即可麻醉颊神经。一般注射后 3～5 分钟显效。

（2）麻醉范围：同侧下颌牙、牙周膜、牙槽骨、舌与唇（颊）侧牙龈、下唇、口底黏膜及舌前 2/3 部分。

## 三、局麻并发症及其防治

### （一）晕厥

是一种突发性、暂时性意识丧失。通常是由于一过性中枢缺血所致，可因恐惧、饥饿、疲劳及全身健康状况差、疼痛以及体位不良引起。患者出现头晕胸闷、面色苍白、全身冷汗、脉快而弱、恶心、呼吸困难等症状。重者可有短暂意识丧失。

防治原则：做好术前思想工作，消除患者紧张情绪，避免空腹拔牙。一旦发生晕厥，应立即停止注射，迅速放平座椅，使患者头放低，解开其衣领，保持呼吸通畅，用芳香氨乙醇或氨水刺激呼吸。一般数分钟后即可恢复。重者可针刺人中穴、吸氧和静脉注射高渗葡萄糖液。

### （二）中毒

当单位时间内进入血液循环的局麻药量超过分解速度时，血内浓度升高，达到一定浓度时就会出现中毒症状。中毒临床常表现为烦躁不安、多语、颤抖、恶心、呕吐、多汗、呼吸急促。严重者迅速出现脉搏细弱、血压下降、神志不清，并可能出现呼吸、心跳停止。

防治原则：用药前应了解其毒性大小及一次最大用药量。要坚持回抽无血再缓慢注射麻药。如一旦发生中毒反应，应立即停止注射。中毒轻者置患者于平卧位，松解其颈部衣扣，使呼吸通畅，待麻醉药在体内分解后症状可自行缓解；重者采取给氧、补液、抗惊厥、应用激素及升压药等抢救措施。

### （三）过敏反应

并不多见。可分为延迟反应和即刻反应。延迟反应常是血管神经性水肿，偶见荨麻疹、药疹、哮喘和过敏性紫癜。即刻反应是用极少量药后，立即发生极严重的类似中毒的症状，突然惊厥、昏迷、呼吸心搏骤停而死亡。

防治原则：术前详细询问有无局麻药物过敏史，有过敏史者或过敏体质者，宜选用利多卡因，并先做皮试。如发生呼吸心搏停止，则按心肺复苏的原则迅速处理。

### （四）血肿

常见于上牙槽后神经、眶下神经阻滞麻醉时。系由注射过程中针尖刺破血管所致。表现为局部迅速肿胀，黏膜或皮下出现青紫瘀斑，数日后转为黄绿色以至逐渐消失。

防治原则：注射针尖不能有倒钩，注射时不要反复穿刺。若局部已出现血肿，可立即压迫止血并予冷敷，48 小时后热敷以促进血肿吸收。

（五）感染

注射针被污染、消毒不严或注射针穿过感染灶，均可将感染带入深部引起间隙感染。主要表现有注射区疼痛、肿胀、张口困难、全身发热等。

防治原则：注射时严格遵守无菌操作规程，注射针避免通过感染区。已发生感染者应按炎症的治疗原则处理。

此外，注射针折断、暂时性面瘫、暂时性牙关紧闭等其他并发症均应引起临床重视。

# 第三节　牙拔除术

## 一、牙拔除术的基本知识

牙拔除术是口腔颌面外科最基本的手术，是治疗某些牙病和由其引起的局部或全身一些疾病的手段，也是应用最广泛的手术。

（一）适应证

牙拔除术的适应证是相对的，临床上应首先考虑牙的保存，以最大限度地保持功能及美观。

1. 牙体病

牙体广泛龋坏无法修复、牙根情况不宜作覆盖义齿或桩冠；无法保留的隐裂牙、牙根纵裂牙或牙槽骨严重吸收者。

2. 根尖病

根尖病变已不能用根管治疗、根尖切除或牙再植术等方法保留者。

3. 牙周病

松动达Ⅲ度，牙周骨组织已大部被破坏或反复感染治疗无效者。

4. 外伤牙

牙根折断，骨折线上明显影响骨折愈合的牙。

5. 阻生牙、埋伏牙

反复引起冠周炎，或引起邻牙牙根吸收或破坏者。

6. 多生牙、错位牙

形状异常，影响美观和咀嚼功能，或阻碍继位恒牙萌出者。

7. 病灶牙

经常引起颌面部炎症的病源牙，某些疾病（风湿病、肾炎等）的高度可疑病灶牙。

8. 滞留乳牙

影响恒牙正常萌出或根尖外露造成创伤性溃疡者。

9. 治疗需要

因正畸和义齿修复必须拔除的牙，恶性肿瘤放疗区的牙，良性肿瘤累及的牙，及无对骀的第三磨牙造成食物嵌塞者。

（二）禁忌证

禁忌证也是相对的。应根据患者当时的病情、牙是否必须在此时拔除、牙本身情况、设备条件及人力情况等，慎重考虑后做出决定。

1. 心血管系统疾病

一般高血压、心脏病患者可以拔牙，术前 1 小时给予镇静剂，麻醉剂中不加肾上腺素。重症高血压、心力衰竭、心肌梗死、心绞痛发作频繁者不宜拔牙。

2. 血液系统疾病

如严重贫血、出血性疾病、白血病、恶性淋巴瘤等，拔牙后可能出现出血不止及引起败血症等严重并发症，通常应避免拔牙。如必须拔除时，应控制病情，术前作好应急准备，必要时应收住院，请有关科室协助诊治。

3. 严重的慢性病

如肾衰竭、糖尿病、重症甲状腺功能亢进、肝功能损害严重、活动性肺结核；或长期应用抗凝药物、肾上腺皮质激素治疗等患者不宜拔牙。口腔恶性肿瘤病灶区的牙不宜拔除。

4. 牙源性急性炎症期

急性炎症期是否可以拔牙应根据炎症的性质、炎症发展阶段、细菌毒性、手术难度、全身健康情况等决定。容易拔除的牙齿，拔除有利于炎症的引流和控制，可在抗生素控制下拔牙。腐败坏死性龈炎、急性传染性口炎等应暂缓拔牙。

5. 月经期与妊娠期

妇女月经期一般可以拔牙，如为复杂牙，以推迟为宜，以免引起代偿性拔牙创出血。在妊娠期，对于引起极大痛苦而必须拔除的牙，一般应在孕后 4～6 个月进行，否则易引起流产或早产。

（三）拔牙前准备

1. 患者的思想准备

重视患者精神和情绪上的准备，进行必要的解释，消除顾虑，减轻畏惧情绪，以争取患者的合作和主动配合。

2. 术前检查

拔牙前必须对患者情况有全面的了解，详细询问病史；细心核对牙位、数目，估计拔牙难度和制定相应对策；术者洗手消毒。

3. 患者体位

拔牙多采用坐位。拔上牙时，患者头部稍后仰，使张口时上颌牙的𬌗平面约与地平面成45°。拔下颌牙时，应使患者大张口时下颌牙𬌗平面与地面平行。术者一般应立于患者的右前方，拔下前牙时，应立于患者的右后方。

4. 术区准备

术区及麻醉穿刺区以2%碘酊消毒。复杂拔牙应口腔洁治，口外消毒。

5. 器械准备

根据牙位选择合适的牙钳及牙挺，并准备牙龈分离器、刮匙。准备做翻瓣、去骨并修整牙槽突时，应准备手术刀、骨膜分离器、骨凿、骨钳、骨锉、持针器、组织镊、剪及缝针、缝线等。这些器械均应严格消毒。

牙钳的结构、类型及使用牙钳是牙拔除术所使用的最基本器械，也是造成创伤最小的拔牙器械，因此牙钳应作为牙拔除术的首选器械。各种牙钳的基本设计结构是相同的，即由钳柄、关节、钳喙构成。

牙钳按形态可分为直钳、反角式钳、刺枪式钳、直角鹰嘴式钳。按钳喙形态可分为：对称型，即通用型；非对称型，是为拔上颌磨牙设计的，左右各一，特点是颊侧钳喙中部有一角形突起，以伸入上颌磨牙两颊根分歧处更紧密地夹持磨牙。牙钳按牙位分为下前牙钳、上前磨牙钳、上根钳等。

牙钳的握持一般多为右手握钳，将钳柄置于手掌，以食指和中指把握一侧钳柄，另一侧钳柄紧贴掌心，而拇指按于关节上，无名指与小指深入两钳柄之间，以便分开钳柄。在钳住牙冠后，将无名指和小指退出两钳柄之间，和食指、中指同居一侧再紧握钳柄，即可开始拔牙动作。也可采用反向握钳法，其动作与正握法的区别是右手拇指位于钳柄末端一侧。反握法夹持及摇动力度较大，多用于拔除牢固的牙。牙钳握持时，应注意握持区尽量靠钳柄的末端区，以增大牙钳的杠杆机械效率。

### （四）基本操作方法

常规消毒，核对牙位施行麻醉后，应仔细观察患者反应，待麻醉显效后，按操作程序进行。

1. 分离牙龈

用牙龈分离器紧贴牙面，沿牙颈部推动直达牙槽嵴顶，使牙龈彻底分离，以避免拔牙时撕裂牙龈致拔牙后出血。

2. 挺松病牙

对坚固不动的牙，或死髓牙，或冠部有大的充填物或较大破坏时，应先用牙挺将牙挺松至一定程度，然后换用牙钳。方法是将挺刃由牙齿近中颊侧插入牙根与牙槽嵴之间，以牙槽嵴为支点有控制地旋转、揳入、撬动使牙松动脱位。切勿以邻牙为支点，以免造成邻牙松动。操作中防止牙挺滑脱刺伤邻近或对侧软组织。

3. 安放牙钳

选择正确的牙钳，张开钳喙，核对牙位后紧贴牙面沿牙冠内外侧推插至龈下，紧握钳柄，夹牢患牙。

4. 拔除牙齿

牙钳夹紧后，拔牙力的应用主要有摇动、扭转（上前牙）和牵引。摇动幅度从小到大，同时感知阻力小的方向，顺势将牙拔出。注意握持钳柄力量适当，防止伤及邻牙及对颌牙，禁止使用暴力。

（五）术后处理

（1）查看牙是否完整，尤其是多根牙。应检查牙根数目是否符合，如果确认断根者，应行牙根拔除术。

（2）检查牙龈有无撕裂如有撕裂。应立即缝合防止出血。

（3）用刮匙探查牙槽窝，如有异物（牙石、碎牙片、碎骨片等）及炎性肉芽组织应刮除，使牙槽窝充满鲜血。并应用手指下垫纱布或棉球，做颊舌侧向压迫，使牙槽窝复位，以利于创口愈合和义齿修复。

（4）压迫止血。拔牙创上横过牙槽嵴置纱布卷，嘱患者咬紧，半小时后吐出。

（5）抗生素应用。一般拔牙不需使用。创伤大的复杂拔牙可酌情应用。

（六）拔牙后患者注意事项

（1）拔牙后勿用舌舔创口，更不宜反复吸吮。

（2）拔牙后当日不要漱口和刷牙，次日可刷牙但勿伤及创口，以预防出血。

（3）拔牙后 2 小时后可进软食，食物不宜过热，避免用拔牙侧咀嚼。

（4）拔牙当天可能有少量渗血，属正常现象，如有鲜血不断流出应及时复诊。

（5）拔牙后 1～2 天创口有轻度疼痛，可服用止痛药。如疼痛日趋加重应及时复诊。

## 二、一般牙的拔除方法

（一）上颌切牙

上颌切牙均为类圆锥形单根，唇侧骨板较薄。拔除时用摇动及旋转力量。拔除时先向唇侧摇动，然后施以旋转力向前下方顺势牵引拔出。

### (二) 上颌尖牙

上颌尖牙常为最长的牙齿，牙根略呈锥形，粗壮且长，比较牢固，唇侧骨板较薄。拔牙时应先使用摇动力量以扩大牙槽窝。然后再加用旋转力量并向唇侧向下将其拔除。

### (三) 上颌前磨牙

均为扁根，上颌第一前磨牙有半数以上为颊、腭二根，较细，甚易折断。拔牙时应向颊腭侧控制用力慢慢摇动，并沿牙长轴向颊侧方向拔出，不可使用旋转力。

### (四) 上颌第一、二磨牙

通常为三根，颊侧两根较小，腭侧一根粗长。第一磨牙根分叉大，拔除较为困难。第二磨牙的三根较细，分叉小，有时相互融合，拔除相对较易。颊侧骨板较腭侧骨板薄，拔除时先将牙挺松，再作颊腭向摇动，向颊侧牵引拔出。

### (五) 上颌第三磨牙

牙根变异较大，多融合为锥形并略向远中弯曲，颊侧骨板薄，拔除较易。可用牙挺向远中方向挺出。应防止用力过猛发生断根，一旦断根取出困难。

### (六) 下颌切牙及尖牙

均为单根，切牙根短、细而扁平，尖牙之牙根较粗大，唇侧牙槽骨壁较薄。拔牙时主要向唇侧摇动，松动后顺势拔出。注意防止用力过猛，伤及上前牙。

## （七）下颌前磨牙

下颌前磨牙牙根多较直并略呈锥形，有时较细，颊侧骨板较薄。拔除时颊舌向摇动，亦可试加旋转力。向颊侧向拾面牵引拔出。

## （八）下颌磨牙

多为近、远中两个扁平根，根向远中弯曲，一般较粗。有时可为三根，容易折断。四周骨壁坚实，拔除时阻力较大，宜先挺松患牙，再用牙钳反复作颊、舌向摇动，向阻力小的方向牵引拔出。牛角钳可用于拔除二个根的下颌磨牙，特别是第一磨牙，用楔力可使之向上脱位。

下颌第三磨牙的形态与位置变异较大，牙根数目可自融合的单根到二～三根以上。并且常弯曲，术中易发生断根。拔除的难易程度有很大差异，因此必须谨慎。拔除前应常规拍摄根尖 X 线片或全口曲面断层片。

## 三、特殊牙的拔除方法

### （一）牙根拔除法

牙根拔除术包括残根和断根的拔除。拔牙时断根原则上应即刻取出。因阻生、错位或正畸需要拔牙而出现的近根端折断，根尖并无病变，且断根细小取出困难也可不取。年老体弱者不能再坚持手术者则可延期拔除。

#### 1. 根钳拔除法

适用于高位残根、牙颈部折断的断根，或虽折断部位低于牙槽嵴，但在去除少许牙槽骨壁后，仍能以根钳夹住断根者。用根钳夹持牙根时，应尽可能推进根钳，使之能夹住较多的牙根，避免用力时滑脱或将根夹碎，圆根采用扭转、扁根采用摇动的方法使之松动拔出。

2. 牙挺取出法

根的折断部位较低，根钳不能夹住时，应使用根挺拔除。拔除时选择合适的薄刃牙挺，从断面高的一侧插入牙根与骨壁之间，边搜入边旋转以挤出牙根。如根周间隙狭窄，插挺困难，可用骨锤轻叩，增隙后挺出。如系多根相连，可用涡轮钻或骨凿分根后逐个取出。

3. 翻瓣去骨法

适用于死髓牙根和根端肥大者。在牙根颊侧牙龈作梯形或角形切口，直达骨面。翻开黏骨膜瓣，去除部分骨壁显露牙根后挺出。黏骨膜瓣复位缝合。

(二) 阻生牙拔除法

常见阻生牙为下颌第三磨牙、上颌第三磨牙及上颌尖牙。下颌第三磨牙因其牙根形态和阻生类型不同，致使手术的难易程度差异很大，其中低位和水平阻生牙拔除术是一项复杂的手术，要重视术前检查、阻力分析、手术方案制定。在操作上往往需要完成切开、翻瓣、凿骨、劈冠、挺出、缝合等程序。拔除时应严格遵守无菌原则。

1. 挺出法

适用于垂直、颊向、舌向、近中及远中倾斜阻生。利用牙挺撬动力，在邻牙无阻力的情况下将牙挺出。

2. 劈开拔除法

主要用于解除根部骨阻力。适用于近中、水平阻生，邻牙或牙槽骨有阻力者。牙已松动或发育沟不明显者不宜使用该法。常用的劈开方向为正中劈开，骨凿置于发育沟处，凿的长轴与牙的长轴一致，牙齿劈开分两部分取出。

3. 涡轮钻法

使用严格消毒的特制机头和加长钻针，主要利用其无振动、创伤小的优点进行去骨和切割牙体，因可缩短手术时间，减少术后并发症，目前已基本取代劈开法，但要注意操作时勿损伤牙周黏膜，且切割不要过深，以免损伤下牙槽神经管及造成皮下气肿。

## 四、拔牙术常见并发症及防治

### （一）拔牙术中并发症

1. 软组织损伤

包括口腔黏膜损伤、牙龈撕裂、下唇损伤、软组织穿刺伤及翻瓣时黏骨膜瓣撕裂。一旦出现损伤，应视情况予以缝合。

2. 骨组织损伤

多见于拔除上、下颌第三磨牙或上颌尖牙时，因牙根形态异常、牙与牙槽骨板骨性粘连、器械安放或用力不当所致。如牙槽骨已折断，可去除小骨片，大骨片与牙龈相连时可复位后缝合牙龈。折断并去除牙槽骨板后，牙槽骨的形态不利于义齿的修复，故应预防其发生。

3. 邻牙或对颌牙损伤

使用牙钳、牙挺不当，用力过猛，钳喙损伤邻牙或失控击伤对颌牙。操作中必须合理使用支点，邻牙不能受力，用左手协助固定牙钳，控制用力。

4. 断根或牙移位

断根是拔牙的常见并发症。一般是由于术者对牙根形态不熟悉，操作不当，或因牙根解剖变异、有病理改变而造成。因而术前要充分估计牙根情况，有疑问时应摄 X 线片检查。断根可发生移位进入下颌管或进入上颌窦。下颌舌侧骨板较薄，下颌磨牙之断根或牙（特别是第三磨牙）可因用力不当被推向舌侧骨膜下，甚至穿破骨膜进入舌下、颌下、翼颌间隙，引起严重的并发症。

上颌第一、二磨牙和前磨牙的牙根与上颌窦底间有菲薄骨板，甚至仅隔黏膜，在取断根时，用挺不当易将断根推入上颌窦。断根如进入窦内，可试用0.9%氯化钠溶液冲洗或用细长纱条填塞后，向外抽拉等方法取出断根。必要时需手术取出。

5. 其他并发症

如下颌骨骨折、颞下颌关节脱位、神经损伤、术中出血、口腔上颌窦瘘等。

### （二）拔牙术后并发症

1. 出血

拔牙半小时后仍有明显新鲜出血或拔牙当日已经止血，次日后再发生出血者，均称为拔牙后出血。绝大多数为局部原因，如炎症期拔牙、软组织撕裂、牙槽窝内残留肉芽组织、牙槽内小血管破裂、血凝块保护不佳而脱落等。

一旦发生出血，首先应安慰患者，消除其恐惧心理。局部止血方法有：重新压迫、局部放置明胶海绵或止血药、碘仿纱条填塞、创口拉拢缝合等。在怀疑牙槽窝内有肉芽组织或异物时，应在局麻下彻底清除后加压止血。如与全身因素有关，并请相关科室会诊。

2. 拔牙后感染

常规拔牙后，拔牙创感染极罕见。多发生于翻瓣去骨手术后，常为慢性感染。异物的残留，如碎牙片、牙石、残留的肉芽组织为感染的原因。故拔牙后应彻底清创，除去一切异物。

3. 干槽症

多见于下后牙，尤以下颌第三磨牙最常见。其发病机制和病因尚不十分清楚，目前认为其病因是综合性因素，而非单一因素，包括感染、创伤、解剖及纤维蛋白溶解等学说。

其临床表现和诊断标准为：拔牙 2～3 天后有剧烈疼痛，并可向耳颞部、下颌下区或头顶部放射，一般镇痛药物不能止痛。拔牙窝内可空虚或有腐败变性的残留血凝块，并有恶臭。

预防干槽症的关键为严格遵守无菌原则，减少手术创伤，缩小创口，清除残余感染物，保护拔牙窝凝血块；预防性地将抗生素粉剂或丸剂置入拔牙创中，也有一定的效果。一旦发生干槽症，处理原则为：彻底清创，隔离外界刺激，促进肉芽组织生长。彻底清创必须在阻滞麻醉下进行，用 3% 过氧化氢小棉球反复擦拭拔牙窝直至完全清洁，再用 0.9% 氯化钠溶液冲洗，然后用碘仿纱条紧密填塞，7～10 天后取出。全身应用抗生素。

其他并发症包括拔牙后疼痛、面颊部肿胀等，一般采取对症、抗炎治疗。

# 第四节　拔牙创的愈合

综合实验研究和临床观察的结果，可将拔牙创的正常愈合分为 5 个阶段。

## 一、拔牙创出血和血凝块形成

拔牙后即刻，由于根尖血管和牙周组织的撕裂，牙槽窝内出血。15～30 分钟后出血停止，形成血凝块。此血块的存在有保护创口、防止感染、促进创口正常愈合的功能。

### (二) 血块机化、肉芽组织形成

拔牙后数小时，牙龈组织收缩，这也是保护血块和促进愈合的机制。约 24 小时后，来自牙槽骨壁的成纤维细胞向血块内生长；同时来自邻近血管的内皮细胞增殖，形成血管芽，并连成毛细血管网。约 7 天后血块始被肉芽组织所替代，这时牙槽突开始破骨性吸收。

（三）结缔组织和上皮组织替代肉芽组织

拔牙后 3～4 天，更成熟的结缔组织开始替代肉芽组织，至 20 天左右基本完成。术后 5～8 天开始形成新骨，不成熟的纤维状骨逐渐充填拔牙窝。在牙槽突的尖锐边缘骨吸收继续进行，当拔牙窝充满骨质时，牙槽突的高度将降低。

拔牙后 3～4 天，上皮自牙龈缘开始向血凝块表面生长，但在 24～35 天乃至更长的时间内，上皮组织的生长仍未完成。

（四）原始的纤维样骨替代结缔组织

约 38 天后，拔牙窝的 2/3 被纤维样骨质充填，3 个月后才能完全形成骨组织。这时骨质的密度较低，X 线检查仍可看到牙槽窝的影像。

（五）成熟的骨组织替代不成熟骨质

牙槽突的改建早在术后 3 天就开始了，40 天后愈合区内逐渐形成多层骨小梁一致的成熟骨，并有一层骨密质覆盖这一区域。牙槽突受到功能性压力后，骨小梁的数目和排列顺应变化而重新改造。3～6 个月后重建过程基本完成，出现正常骨结构。

以上是拔牙创正常愈合的基本过程，此过程因拔牙的情况不同和牙槽突的不同而变化很大。随着口腔种植技术的广泛应用，对拔牙创愈合过程的变化更为重视。拔牙创的愈合与局部解剖位置、组织修复能力、机体代谢功能和基因等因素有关。

# 第七章 口腔颌面部损伤

　　口腔颌面部处于人体暴露部位，容易受到外来致伤因素的作用而引起损伤，平时多因交通事故、工伤和生活中的意外所致，战时以火器伤为主。

　　由于在口腔颌面部损伤时常伴发身体其他部位的损伤或危及生命的并发症，应提高警惕，对伤员做全面的检查，并迅速判断伤情，根据其轻重缓急，以抢救生命为前提，决定救治的先后顺序。

## 第一节　口腔颌面部损伤的特点

### 一、口腔颌面部血供丰富

　　受伤后出血多、易形成血肿，组织水肿反应快而重，可因水肿、血肿压迫而影响呼吸道通畅，甚至引起窒息。另一方面也因血供丰富，组织再生修复能力及抗感染能力强，创口易于愈合。因此，清创术中可尽量保留组织，争取初期缝合。

### 二、腔窦多易发生感染

　　口腔颌面部有口腔、鼻腔、上颌窦等腔窦，内有大量病原菌存在，如与伤口相通，则容易发生感染。

### 三、毗邻重要器官易损伤

口腔颌面部与颅脑相通，损伤时易并发颅脑损伤，如脑震荡、脑挫伤、颅内血肿和颅底骨折等。口腔颌面部损伤常可伴有涎腺、面神经、三叉神经损伤，导致涎瘘、面瘫、三叉神经分布区麻木等。

### 四、伴有咬合关系紊乱

因为口腔中有牙齿的存在，口腔颌面部损伤者发生颌骨骨折移位时，可引起咬合关系错乱，影响张口与进食。

### 五、面部畸形和功能障碍

口腔颌面部特殊组织器官集中，在鼻、唇、眶、颊等部位开放性损伤时，如处理不当常可发生不同程度的组织器官变形、移位，给患者造成严重的心理创伤。因此，防止伤后畸形，保证面部外形和功能的修复非常重要。

## 第二节 口腔颌面部损伤的急救

口腔颌面部损伤常常会伴发一些危及生命的并发症，如窒息、出血、休克、颅脑损伤及胸腹伤等，应及时抢救或请相关科室协助抢救。

### 一、窒息的急救

窒息可分为阻塞性窒息和吸入性窒息两类。

阻塞性窒息：异物阻塞（血凝块、游离组织块、呕吐物、碎骨片、脱落牙等）、组织移位（下颌骨骨折后舌后坠、上颌骨块后下方移位）、肿胀压迫（口底、舌根、咽腔周围组织水肿或血肿），均可造成阻塞性窒息。

吸入性窒息：主要见于昏迷患者，直接将血液、唾液、呕吐物或其他异物吸入气管、支气管或肺泡内而引起窒息。

窒息急救的关键在于及早发现和及时处理。患者一旦出现窒息症状，应立即将患者头部放低取头侧位，判明窒息种类与原因，迅速投入急救。

### （一）阻塞性窒息的急救

如因异物阻塞，立即取出异物；如舌后坠，应迅速将舌牵出解除窒息并在舌体中线用粗丝线贯穿缝合固定于口腔外，持续牵拉舌体；如因上颌骨骨折块下垂移位，应在清理口腔内异物后就地取材，用筷子、木棒等横放于前磨牙处使上颌骨上提，并将两端悬吊固定在头部绷带上。因水肿压迫呼吸道的患者，可经口或鼻插入通气导管，以解除窒息。

### （二）吸入性窒息的急救

应果断进行环甲膜切开术或气管切开术，迅速吸出气管内异物，恢复呼吸道通畅。

## 二、出血的急救

应根据出血部位、出血性质（动脉喷血、静脉出血、毛细血管渗血）以及现场条件立即采取相应的止血方法。

### （一）指压止血

在紧急情况下，将出血部位主要动脉的近心端用食指或拇指压迫在骨面上，达到暂时止血的目的。如在耳屏前压迫颞浅动脉，达到颞、额和头顶部止血的目的；在下颌骨下缘、咬肌前方处压迫颌外动脉，以止颜面部出血；当头部、颜面部严重出血时，可在下颌角下方、胸锁乳突肌前缘压迫颈总动脉于第六颈椎横突上，但此操作有时可导致心律失常甚至心搏骤停。因此，除非情况紧急一般不宜采用，且不可同时压迫双侧、每次压迫不超过 3～5 分钟。

## （二）包扎止血

对深部有坚硬骨骼支撑的软组织出血，采用绷带加压包扎方法能有效止血，一般用于毛细血管、小静脉及小动脉的出血。先用多层消毒纱布覆盖伤口，再用绷带加压包扎。包扎时，要注意防止骨折移位或压迫呼吸道。

## （三）结扎止血

是对开放性伤口最常用而可靠的止血方法，可直接钳夹结扎伤口内活动出血的血管。颌面部严重出血，如局部不能妥善止血时，需结扎患侧颈外动脉。

## （四）药物止血

适用于组织渗血、小静脉和小动脉出血。局部可采用止血粉、止血纱布、明胶海绵等敷于创面压迫止血。酚磺乙胺、氨基己酸、氨甲苯酸等全身使用的止血药可作为辅助用药。

在抢救过程中，除窒息、出血外，还必须注意有无颅脑损伤以及因失血、创伤疼痛所引起的休克。

## 三、包扎

正确完好的包扎是颌面部损伤急救的重要措施之一，有压迫止血、止痛，暂时固定、防止骨折片进一步移位，缩小伤口、保护创面，减少污染等作用。常用的包扎方法有十字绷带交叉包扎法和四尾带包扎法。

# 第三节　口腔颌面部软组织损伤

口腔颌面部软组织损伤占颌面损伤首位，可单独发生，也可与颌面骨骨折同时发生，通常根据体表组织有无开放性创口，分为闭合性损伤和开放性损伤两大类。

## 一、闭合性损伤

体表组织（皮肤、黏膜）的完整性未被破坏，多为钝器打击或碰撞摩擦所致，包括擦伤和挫伤。

擦伤仅为皮肤表层的破损，多发生于面部突出部位（如颏部、额部、颊部等），创面渗血并常有泥沙等异物嵌入。处理原则为清洗消毒创面，去除异物，防止感染。

挫伤为皮下及深部组织遭受损伤而无开放性伤口。伤情差异大，轻者可仅为皮下组织受损，严重者可并发骨折及较大神经、血管断裂。临床表现为疼痛，肿胀，瘀斑，血肿及受损组织器官的功能障碍。

治疗原则是止血、镇痛、防止感染和恢复功能。如有血肿形成，早期宜采用冷敷和包扎止血。对较大的血肿，应在严密消毒下穿刺抽吸血液，再行加压包扎。

## 二、开放性损伤

有皮肤或黏膜伤口并与深层组织相通的损伤。根据致伤因素和伤口特点，可分为刺伤、切割伤、挫裂伤、剁碎伤、咬伤等。伤情及处理的难易程度差异很大，如较为单纯的切割伤，伤口整齐，较为清洁，组织无缺损，处理亦较简单。刺伤虽然创口小而整齐，但伤口较深不易清洁，有时还伴有血管、神经损伤，增加了处理难度。挫裂伤多为交通事故、工业外伤所致，伤情严重、创面大、伤口不整齐、常有大块组织缺损及合并颌骨损伤，处理较复杂。

口腔颌面部开放性损伤常可伤及舌、鼻、腮腺、面神经等组织器官，伤情较为复杂，在患者机体状态允许的情况下，应尽早施行清创缝合术。

**（一）彻底冲洗伤口**

无菌纱布保护创口，用肥皂水、0.9%氯化钠溶液洗净伤口周围的皮肤，再用1%～3%过氧化氢液和0.9%氯化钠溶液反复冲洗、擦拭伤口，尽可能清除伤口内细菌、泥沙、组织碎片或其他异物。

**（二）清理伤口**

用2%碘酊消毒皮肤、铺巾。术中尽量保留可存活的组织，对破碎的创缘略加修整，大部游离组织亦尽量保留，争取原位缝合。

**（三）缝合**

缝合时用小针细线，要求对位精确平整，对眼、耳、唇、眉处更要仔细对齐解剖标志，以免造成畸形和功能障碍。缝合要求针距3.0～4.0 mm，创口边缘距2.0～3.0 mm。组织水肿严重、拉拢缝合张力过大的伤口可用减张缝合。对颊部大面积全层组织缺损，不应勉强拉拢缝合，可将皮肤与黏膜直接缝合，消灭创面，所遗留的缺损待后期进行整复治疗。舌体损伤时，应尽量保持舌的长度，切忌将舌尖向后折转缝合，以免造成舌体缩短，产生语言障碍。总之，应根据各部位的解剖特点，注重体现尽量恢复患者面部形态和器官功能的原则。

# 第四节 口腔颌面部硬组织损伤

## 一、牙和牙槽突损伤

### (一) 牙损伤

牙损伤可分为牙挫伤、牙脱位及牙折 3 类，单纯牙损伤常见于跌打和碰撞等原因，多见于上前牙，常伴有牙槽骨的损伤。

1. 牙挫伤

由于直接或间接的外力作用，使牙周膜和牙髓受损而产生充血、水肿，主要表现为牙松动、疼痛、伸长，有牙周膜炎或牙髓炎的症状和体征。

治疗：对较轻的牙挫伤可不做处理，只需注意暂时不用患牙，一般可自行恢复。如牙周膜损伤比较严重，应做简单的结扎固定，或适当磨改对颌牙，以减少与患牙的接触。如牙髓受损，应做根管治疗。

2. 牙脱位

在较大暴力的撞击下可使牙部分或全部脱位，临床上出现牙松动、倾斜、伸长和疼痛，妨碍咬合。部分脱位的牙可向外脱出，也可向内嵌入骨中；完全脱位的牙则牙完全脱离牙槽窝，或仅以软组织相连。

治疗：部分脱位的牙，应使牙恢复到正常位置，并结扎固定 3 周左右；完全脱位的牙，只要离体时间不长，应尽快将其充分清洗和抗生素溶液浸泡后，重新植入牙槽窝并与邻牙一起结扎固定。同时还应降低咬合。

3. 牙折

可分为冠折、根折及冠根联合折断。

（1）冠折：牙冠轻微折损而无刺激症状，可不做特殊处理。如断端尖锐，可将其调磨圆钝。如牙髓有明显的刺激症状并影响形态和功能，可做牙冠修复。如冠折已穿通牙髓，需要先进行根管治疗，再进行牙冠修复。

（2）根折：近牙颈部的根折，应在根管治疗后行桩冠修复；根中部的折断不能保留，应拔除；根尖1/3折断，牙松动，应及时结扎固定。

（3）冠根联合折：冠根联合斜折牙，如有条件可行根管治疗后用全冠修复。

## （二）牙槽突骨折

牙槽突骨折常是外力直接作用于牙槽突所致，多见于上颌前部。可单独发生，也可与颌面部其他损伤同时发生。临床上常伴有唇和牙龈的撕裂、肿胀、牙松动、牙折或牙脱落。当摇动损伤区的牙时，可见邻近数牙及骨折片随之移动。骨折片可移位而引起咬合错乱。

治疗：在局麻下将牙槽突及牙复位到正常解剖位置，然后利用骨折邻近的正常牙列，采用牙弓夹板、金属丝结扎和正畸托槽方丝弓等方法固定骨折。注意牙弓夹板和正畸托槽的放置均应跨过骨折线至少3个牙位，才能固定可靠。牙槽突骨折如伴有牙脱位及牙髓坏死，应和牙髓病专科医师共同处理。

## 二、颌骨骨折

颌骨骨折在临床表现及处理原则上既有一般骨折的共性，又有其特殊性，最大的不同就是上、下颌牙齿形成的咬合关系。下颌骨骨折发生率高于上颌骨。

## （一）上颌骨骨折

上颌骨骨质疏松、血供丰富、愈合能力强，如不及时处理，易发生错位愈合。上颌骨邻接骨缝多且多窦腔，因而形成某些薄弱环节。临床上最常见的是横断性骨折。Le Fort 按骨折的好发部位及骨折线的高低位置，将其分为3型。

Le Fort Ⅰ型骨折（低位骨折或水平骨折）：骨折线从梨状孔处沿牙槽突上方向两侧水平延伸至上颌翼突缝。

Le Fort Ⅱ型骨折（中位骨折或锥形骨折）：骨折线横过鼻梁向两侧越过眶内侧壁、眶底及颧上颌缝，沿上颌骨侧壁至翼突。

Le Fort Ⅲ型骨折（高位骨折或颅面分离骨折）：骨折线横过鼻梁、眶部及颧额缝向后达翼突，使上颌骨、颧骨与颅骨完全分离。

上述 3 型仅属典型的概括性表现，但由于暴力的种类及方向不同，临床实际发生的情况还多有变化，通常的临床表现如下。

1. 骨折块移位

上颌骨无强大咀嚼肌附着，骨折块多随外力的方向或因重力下垂而发生移位，一般向后下方移位。高位骨折形成颅面分离而导致面中部拉长和凹陷。

2. 咬合关系错乱

骨折段的移位必然引起咬合关系错乱。上颌骨与翼突同时骨折时，由于翼内肌向下牵拉，常出现后牙早接触，前牙呈开颌的典型表现。

3. 眼部及眶周变化

上颌骨骨折时眶内及眶周常伴有组织内出血、水肿，形成特有的眼镜症状，表现为眶周瘀斑，睑及球结膜下出血，呈青紫色眼圈，或有眼球移位而出现复视。

4. 颅脑损伤

上颌骨骨折时可伴有颅脑损伤或颅底骨折，出现脑脊液漏。如中位骨折波及筛窦达颅前窝时，出现脑脊液鼻漏；高位骨折时，可发生脑脊液耳漏。

（二）下颌骨骨折

下颌骨处在面部突出部位，易遭受损伤而导致骨折发生率高。骨折可为单发、多发及粉碎性骨折。好发部位在正中联合部、颏孔区、下颌角和髁状突颈部。

### 1. 骨折段移位与咬合错乱

影响下颌骨骨折后骨折段移位的因素有：骨折的部位、外力的大小和方向、骨折线方向和倾斜度、骨折段是否有牙以及附着肌群的牵拉作用等，不同的骨折部位以及不同方向的肌群牵拉可出现不同情况的骨折段移位。

（1）正中骨折：单发骨折的骨断端两侧受颏舌骨肌、下颌舌骨肌牵拉的力量基本相等，通常无明显错位。

（2）颏孔区骨折：后骨折段因受升颌肌群的牵引，向上、内方移位，前骨折段主要受降颌肌群牵拉，向下、后方移位并偏向患侧。

（3）下颌角骨折：骨折线如果位于咬肌与翼内肌附着之内，可不发生移位。如骨折线位于咬肌附着前方，则体部向下、内方移位，升支部向上、前方移位。

（4）髁状突颈部骨折：单侧骨折时，断离的髁状突被翼外肌牵拉向前内方，患侧下颌支受升颌肌群牵拉向上移位，出现患侧后牙早接触；双侧的髁状突颈部骨折则出现双侧后牙早接触、前牙开𬌗。

### 2. 骨折段异常活动和疼痛

骨折后，骨折线部位可出现异常动度，同时伴有异常摩擦感和摩擦音，患者有明显疼痛。

### 3. 功能障碍

表现为不同程度的咀嚼、呼吸、吞咽和语言等功能障碍。

### 4. 下唇麻木

下颌骨骨折如伴有下牙槽神经损伤，可出现患侧下唇麻木。

## 三、诊断

详细询问病史，了解致伤原因，认真进行检查，结合临床症状，诊断并不困难。对于间接暴力（对冲力）引起的骨折应引起重视，如临床经常发生的下颌骨一侧颏孔区骨折合并对侧髁状突颈部骨折，应避免漏诊。颌骨 X 线片及 CT 检查有助于诊断。

## 四、治疗

治疗原则：尽早进行复位和固定，恢复咬合关系与咀嚼功能。同时注意防治感染、镇痛、合理营养、增强全身抵抗力等，为骨创愈合创造条件。在有并发症发生时，要在全身情况稳定后再进行局部处理，切勿轻重倒置，延误主要病情。

### （一）复位

恢复患者外伤前的咬合关系是颌骨骨折正确复位的标志。根据骨折的不同情况，可选用手法复位、牵引复位和切开复位。新鲜的单纯性骨折可直接进行手法复位。复杂性骨折或超过两周的陈旧性骨折手法复位较难成功，多需进行牵引复位。已有纤维性愈合的陈旧性骨折常用手术方法进行切开复位。

### （二）固定

在正确复位的前提下，可靠的固定是骨创正常愈合的保障。

1. 单颌固定

利用结扎丝将牙弓夹板栓结在骨折线两端稳固的牙齿上，使骨折段密合以达到固定目的。此法操作简便，对语言、进食、口腔清洁影响小，有利于功能运动。但由于固定力较弱，只适用于牙槽突骨折、无明显错位或复位后稳定的单纯骨折。

2. 颌间固定

利用患者健康的颌骨来牵引和固定折断的颌骨，使骨创在正常咬合关系的位置上愈合。适用于单纯上颌骨骨折、下颌骨骨折及上下颌骨联合骨折。缺点是在固定的4～6周内，因上、下颌骨被固定在一起，造成张口受限，进食、语言不便，也不利于口腔的清洁。

常用的方法有小环结扎法、钢丝颌间结扎法和带钩牙弓夹板颌间固定法。

3. 坚强内固定

切开复位时或在开放性骨折清创后，直视折断的颌骨，在断端两侧利用微型钛板固定。适用于新鲜骨折、陈旧性骨折、粉碎性骨折和无牙的颌骨骨折。坚强内固定方法效果好，使用方便，术后可大大减少颌间固定的时间，不影响术后患者进食，是临床应用最广泛的固定方法之一。

4. 颅颌固定

适用于上颌骨折和上、下颌联合骨折，目前已很少使用。

# 第五节　颧骨与颧弓骨折

颧骨、颧弓位于面部突出部位，遭受外力直接打击时易发生骨折，尤以颧弓骨折更为多见。

## 一、临床表现

### （一）局部塌陷

由于骨折移位使患侧颧部塌陷，导致面部畸形，但受伤数小时后，往往被软组织肿胀所掩盖，待肿胀消退后凹陷再显现，易发生漏诊。

### （二）张口受限

因颧弓骨折段内陷移位，压迫颞肌或喙突运动而致张口受限。

## （三）复视

颧骨骨折移位后，可因眼球移位、外展肌渗血和局部水肿及撕裂的眼下斜肌嵌入骨折线中，限制眼球运动等原因而发生复视。

## （四）神经症状

骨折片移位可造成眶下神经的损伤，使神经支配区域有麻木感，如同时损伤面神经颧支，可发生眼睑闭合不全。

## （五）眶区瘀斑

颧骨眶壁损伤后局部出血，渗入眶周皮下、眼睑和结膜下所致。

## 二、治疗

凡有张口受限、复视的颧骨颧弓骨折均应进行复位。虽无功能障碍但有明显畸形者，也可考虑手术复位后内固定。

### （一）口内切开复位法

前庭沟入路：自上颌第一磨牙远中沿前庭沟向后作 1 cm 长切口，切开黏膜及黏膜下组织达骨膜，用骨膜分离器从切口伸入颧骨和颧弓的深面，向外、向前和向上提撬；另一只手的手指放在颧面部感觉复位情况。复位后缝合口内切口。

### （二）颞部发际切开复位法

在患者伤侧颞部发际内作长约 2 cm 切口，切开皮肤、皮下组织和颞筋膜，显露颞肌。在颞筋膜与颞肌之间插入骨膜剥离器至颧弓或颧骨的深面，用力将骨折片向前、外方复位。

（三）面部小切口进路

如果伤员有开放性伤口，或骨折局部有瘢痕存在，可利用伤口和原瘢痕进路，在直视下对骨折进行复位与固定。

（四）头皮冠状切口复位固定法

切口自一侧耳屏前向上，经颞部转向额部发际线后 2～3 cm 至对侧耳屏前，在头皮帽状腱膜下向前锐性分离，在距眶上缘 2 cm 处切开骨膜，在骨膜下分离至眶上缘，显露颧额缝、颧骨和鼻骨。用小骨凿凿开眶上孔两侧的骨质，解脱眶上神经血管束。两侧颞部沿颞肌筋膜向下分离至颧弓，并切开骨膜；沿骨膜下显露颧弓和颧骨，并保护好面神经颧支。这种切口结合口内前庭沟切口，显露充分，便于在直视下复位与固定骨折，避免了面部多处切口和术后瘢痕，特别适用于额、鼻、眶颧区多发性、陈旧性骨折。

术后注意事项：①颧弓骨折的复位标准是患者不再有张口受限和恢复患者颧面部正常外形。②对于非稳定性固定，术后应注意保护受伤部位不要受压，尤其夜间睡眠时应注意，避免受伤部位再次受到撞击。

# 参考文献

[1] 邹静,周媛作. 儿童口腔医学临床前实验指导[M]. 成都:四川大学出版社,2020.

[2] 邱蔚六. 口腔医学人文[M]. 北京:人民卫生出版社,2020.

[3] 陈春英,刘君武. 口腔医学实验实训教程[M]. 武汉:华中科学技术大学出版社,2020.

[4] 管海洁. 现代口腔医学理论与实践[M]. 北京:科学技术文献出版社,2020.

[5] 冯希平. 口腔预防医学[M]. 7 版. 北京:人民卫生出版社,2020.

[6] 李铁军. 口腔组织学与病理学[M]. 3 版. 北京:北京大学医学出版社,2020.